Dr Louis ALAUX

Contribution à l'étude

clinique et anatomo-pathologique

de la Dextrocardie
sans Hétérotaxie

Nulla autem alia est pro certo noscendi via, nisi quam plurimas et morborum et dissectionum historias collectas habere et inter se comparare.

MORGAGNI, *De sed. et caus. morbo.* (lib. IV).

LYON. — IMP. A. REY

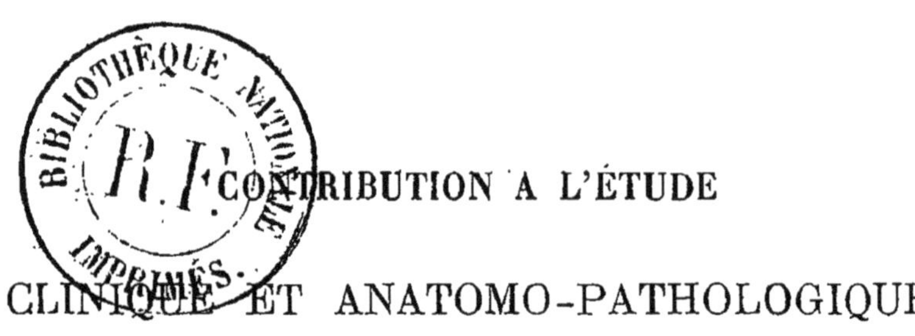

CONTRIBUTION A L'ÉTUDE

CLINIQUE ET ANATOMO-PATHOLOGIQUE

DE LA

DEXTROCARDIE

SANS HÉTÉROTAXIE

CONTRIBUTION A L'ÉTUDE
CLINIQUE ET ANATOMO-PATHOLOGIQUE

DE LA

DEXTROCARDIE

SANS HÉTÉROTAXIE

Nulla autem alia est pro certo noscendi via, nisi quam plurimas et morborum et dissectionum historias collectas habere et inter se comparare.

MORGAGNI, *De sed. et caus. morbo.* (lib. IV).

PAR

Le Dr Louis ALAUX

LYON

A. REY & Cie, IMPRIMEURS-ÉDITEURS DE L'UNIVERSITÉ

4, RUE GENTIL, 4

—

1902

A LA DOULOUREUSE MÉMOIRE DE MA MÈRE

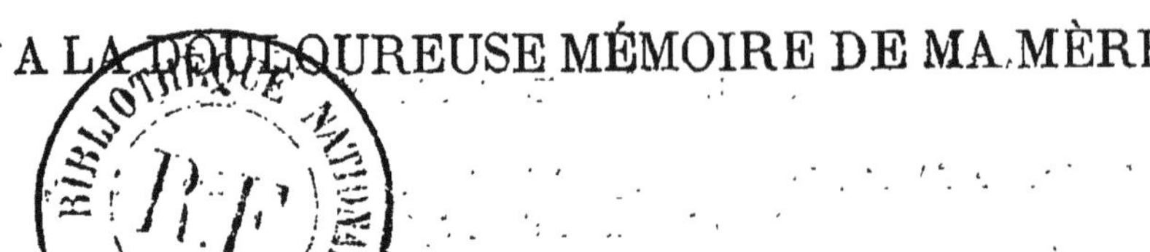

A MON PÈRE

Je dédie mon premier travail comme témoignage de mon inaltérable affection et de ma profonde reconnaissance.

A MES GRAND'MÈRES

A TOUS CEUX QUI ME SONT CHERS

A MONSIEUR LE PROFESSEUR TRIPIER

Professeur d'Anatomie Pathologique à la Faculté de Médecine de Lyon,
Médecin honoraire des Hôpitaux,
Officier de la Légion d'honneur.

A MONSIEUR LE PROFESSEUR-AGRÉGÉ PIC

Médecin des Hôpitaux.

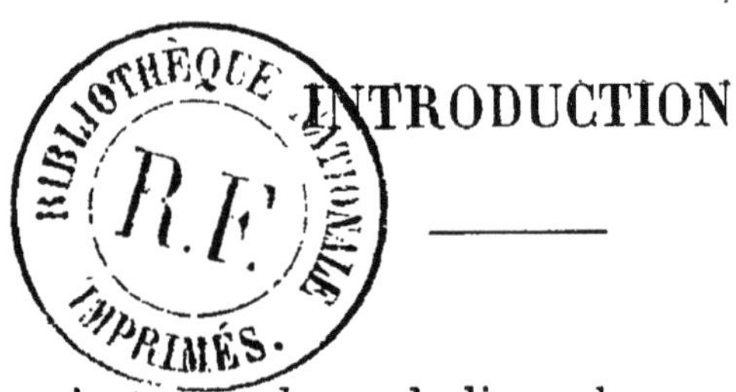

INTRODUCTION

Il n'est pas de maladies pleuro-pulmonaires dont l'action ne se fasse sentir sur le cœur. Non seulement celui-ci peut être troublé dans son fonctionnement, non seulement l'on peut voir des lésions dans la structure de ses tissus, on peut voir survenir aussi des modifications dans son anatomie topographique. Sous l'action de causes multiples, le cœur se déplace et quelquefois se fixe dans la situation nouvelle qu'il occupe. Une ectopie cardiaque est ainsi créée.

L'étude d'une variété de ces ectopies fournira le sujet de notre travail. Nous avons pu, en effet, durant le cours de nos études médicales, observer quelques malades ayant le cœur définitivement fixé à droite. Deux de ces malades, intéressants à bien d'autres points de vue, ont été pour nous l'objet d'une observation spéciale. Au sujet de l'un d'eux, M. le professeur agrégé Pic nous montra tout l'intérêt clinique qu'on pouvait attacher à l'étude de ces déplacements du cœur. A côté des ectopies cardiaques de cause connue, existe en effet une classe d'ectopies dénommées congénitales, sur l'histoire desquelles règne encore beaucoup d'obscurité. C'est sur l'ensemble de ces ectopies qu'ont porté nos recherches.

Nous laisserons de côté les cas où la position du cœur à droite du thorax est accompagnée d'une inversion générale des viscères.

Mais avant d'aborder cette étude, qu'il nous soit permis d'adresser à M. le professeur agrégé Pic, l'expression de toute notre gratitude. C'est lui qui nous a donné l'idée première de ce travail ; il nous a toujours aidé de ses conseils ; il a dissipé le découragement qui a succédé à nos premières recherches. Nous serions récompensé si, par le fruit de nos modestes efforts, nous nous étions montré digne de sa sollicitude.

Nous sommes heureux aussi de dire à M. le professeur Tripier toute notre reconnaissance. Pendant deux années, hélas trop courtes, il nous a été donné de suivre son enseignement si fructueux... Nous sommes aujourd'hui profondément touché de l'honneur qu'il nous fait en acceptant la présidence de cette thèse.

M. le professeur Tourneux est venu, dans ce travail, aider nos recherches embryologiques. C'est pour nous un agréable devoir que de lui adresser nos plus sincères remerciements.

CONTRIBUTION A L'ÉTUDE

CLINIQUE ET ANATOMO-PATHOLOGIQUE

DE LA

DEXTROCARDIE

SANS HÉTÉROTAXIE

EXPOSÉ DE LA QUESTION ET DIVISION DU SUJET

Il faut entendre par dextrocardie, encore dénommée « dexiocardie », le déplacement du cœur dans le côté droit de la poitrine, avec fixation définitive de l'organe.

Les cas publiés d'ectopie cardiaque droite se rencontrent en assez grand nombre dans la science. Le fait est, en lui-même, de constatation assez fréquente pour qu'on comprenne qu'il n'ait pas échappé à l'observation de nos anciens. Ceux-ci, toutefois, n'en ont pas fait l'étude, et il faut arriver à une période toute récente pour voir quelques commentaires s'ajouter aux observations essayant d'expliquer la pathogénie de l'ectopie.

Toutefois, ces observations sont éparses dans la littérature. Dans nos recherches, nous n'avons trouvé aucune monographie spéciale jetant sur la question une vue d'ensemble. Les traités classiques sont muets sur ce chapitre. Cela tient, sans doute, à la diversité des processus qui peuvent amener le déplacement et la fixation du cœur dans la moitié droite du thorax.

Il est, en effet, des cas rangés dans la famille des anomalies ou des monstruosités, et désignés sous le nom d'hétérotaxie splanchnique, où le cœur est à droite, occupant la position symétrique de celle qu'il devrait occuper à gauche. Ces faits complexes, où l'inversion du cœur accompagne l'inversion générale de tous les viscères, sont du ressort de la tératologie, et nous n'essaierons pas d'élucider les causes qui président à leur formation. Il est d'autres cas où le cœur est à droite, à la suite de processus pathologiques divers, ayant pour siège l'appareil pleuro-pulmonaire.

C'est suivant la nature de ces processus que nous ferons une classification des dextrocardies :

Un premier groupe sera formé par les dextrocardies consécutives à des modifications de volume de l'appareil pleuro-pulmonaire gauche.

Un deuxième comprendra les cas consécutifs à des lésions amenant la diminution de volume du poumon droit.

Un troisième sera formé par les dextrocardies en relation avec la présence de tumeurs du médiastin refoulant le cœur à droite.

Un quatrième enfin comprendra les cas liés à l'inflammation du péricarde.

Ces divers groupes correspondent à des faits dont on connaît la nature. Les observations publiées avec vérifications nécropsiques sont sans doute peu nombreuses. L'on a pu néanmoins fixer le mécanisme de ces déplacements et l'étudier au point de vue clinique.

Mais à côté de ces dextrocardies dont on connaît la formation, vient se ranger un autre groupe où les auteurs, semble-t-il, font rentrer les cas dont ils ne peuvent expliquer la genèse. Ces dextrocardies sont dénommées congénitales. Pour établir leur différenciation l'on a donné quelques signes.

Dans ces dernières, le cœur occupe à droite la position symétrique de celle qu'il occupe à gauche. Son grand axe est dirigé de haut en bas et de gauche à droite. Il y a inversion dans les cavités de l'organe ainsi que dans leurs valvules. Le cœur gauche devient veineux, le cœur droit devient artériel. L'origine de l'aorte et de l'artère pulmonaire se trouve par conséquent invertie. En un mot, le cœur reproduit à droite l'image exacte dn cœur normal vu dans un miroir.

C'est l'étude comparée de ces divers cas de dextrocardie isolée, sans hétérotaxie, qu'il nous a paru intéressant de mener. Nous avons rassemblé d'une part les observations où la nature acquise de la dextrocardie était nettement prouvée, soit par la clinique, soit par les constatations anatomiques.

A ces observations s'ajouteront celles où l'autopsie seule montra à la suite de quels processus, le cœur dévié put se fixer dans sa situation nouvelle.

L'examen clinique est en effet souvent insuffisant pour qu'on puisse expliquer l'origine de la dextrocardie. Un certain nombre d'affections pleuro-pulmonaires passent souvent inaperçues. L'on sait par exemple avec quelle facilité sont tolérés certains épanchements pleuraux. « Tous les auteurs, dit Netter, dans le *Traité des maladies de l'enfance*, de Comby, citent des observations nombreuses dans lesquelles un enfant a gardé un épanchement pendant des mois et des années, sans que les parents aient appelé un médecin ou sans que celui-ci ait reconnu l'affection. La pleurésie purulente infantile peut rester latente. » Le liquide finit par se résorber ; l'inflammation a cependant laissé des traces ; les plèvres se sont épaissies, des adhérences se sont formées qui fixent le cœur dans une situation anormale.

Il nous a paru intéressant de comparer ces faits avec un certain nombre de cas où fut posé le diagnostic de dextrocardie congénitale, et où l'autopsie n'est point venue apporter son contrôle.

Comme nous essaierons de l'établir plus loin, il n'est pas douteux, en effet, qu'on ait fait rentrer dans le cadre des dextrocardies congénitales des faits de déviation cardiaque où la nature acquise de l'affection est cependant certaine. Chez les malades auxquels nous faisons allusion l'on trouve, soit dans leur histoire, soit dans leur état actuel, des signes objectifs et subjectifs qui permettent de faire un diagnostic rétrospectif de vieille lésion pleuro-pulmonaire ayant laissé des traces. Ces cas sont donc à distraire du cadre des dextrocardies congénitales.

Mais là ne se bornera pas notre étude. Une nouvelle question se pose en effet au sujet de la dextrocardie congénitale. S'il est bien vrai que l'on peut naître le cœur à droite, est-il vrai que dans ces cas e cœur reproduit exactement l'image fidèle et symétrique du cœur normal ? Dans la dextrocardie congénitale isolée, le cœur présente-t-il les mêmes caractères que dans les cas d'hétérotaxie splanchnique totale ?

Tel est l'énoncé de la question que nous nous efforcerons de résoudre. Nous ferons d'abord l'étude des dextrocardies acquises. Nous verrons quelles en sont les causes. Nous tâcherons d'en établir le mécanisme.

Passant à l'étude de la dextrocardie dite congénitale, nous essaierons de montrer que souvent les auteurs ont fait rentrer dans ce cadre les cas dont ils n'ont pu établir la pathogénie.

Nous analyserons les observations de sujets nés le cœur à droite, et avec les documents nécropsiques que nous possédons, nous essaierons de montrer que l'on peut douter de l'existence de la dextrocardie isolée, celle où le cœur est à droite complètement interverti, reproduisant l'image symétrique du cœur normal.

Voici le plan de notre travail :

Chapitre premier. — Dextrocardies consécutives à des affections de l'appareil pleuro-pulmonaire gauche. — Epanchements liquides et gazeux. — Mécanisme de ces déviations. — Mécanisme de ces fixations.

Chapitre II. — Dextrocardies liées à la présence de tumeurs du médiastin. — Dextrocardies consécutives à des péricardites.

Chapitre III. — Dextrocardies consécutives à des lésions de l'appareil pleuro-pulmonaire droit. — Pleurésies. — Pneumonies, scléroses pul-

CHAPITRE PREMIER

Dextrocardies consécutives à des lésions de l'appareil pleuro-pulmonaire gauche. — Épanchements liquides et gazeux. — Mécanisme de la déviation. — Mécanisme de la fixation.

Logé entre les deux cavités pleurales, le cœur n'est pas si solidement fixé qu'il ne puisse subir le contre-coup des modifications de pression qui se passent dans ses cavités. Tous les auteurs qui se sont occupés des signes physiques des épanchements pleuraux ont eu à noter des déplacements cardiaques. Et il n'est pas de traité, pas de monographie spéciale qui ne fasse mention de cas, plus ou moins extraordinaires, où le cœur ait été senti, soit sous le mamelon, soit dans l'aisselle du côté droit.

Comme l'ont montré Peyrot en France, Quincke en Allemagne, le cœur est directement influencé par les modifications qui peuvent survenir dans les tensions intra-pleurales. A l'état normal, le médiastin se trouve compris entre deux cavités où les tensions sont égales. Que la tension pulmonaire gauche devienne supérieure à celle du côté opposé, la paroi thoracique cédera ou le médiastin sera refoulé. Potain et son élève Homolle ont étudié les conditions qui président à la rupture de l'équilibre de ces tensions ; à la suite d'expériences sur le vivant et le cadavre, ils arrivent à poser les conclusions suivantes :

« Les hautes tensions s'observent dans les grands épanchements, surtout lorsqu'ils sont franchement inflammatoires, chez les sujets jeunes, aux parois thoraciques fortes et élastiques, et enfin, lorsque le poumon hyperémié ou enflammé conserve sous la pression du liquide un volume considérable. »

Ces conclusions intéressent au plus haut point notre étude. Les mêmes causes, qui entraînent la rupture de l'équilibre des tensions pleurales, entraînent aussi les refoulements du médiastin, et nous verrons survenir des dextrocardies :

A la suite d'épanchements de la plèvre gauche, que ceux-ci soient liquides ou gazeux ;

Lorsque ces épanchements seront franchement inflammatoires et que, par suite, ils n'auront pas évolué sans laisser à leur suite des brides cicatricielles qui fixeront le cœur déplacé dans une situation anormale ;

Et, enfin, lorsque le poumon hépatisé conservera sous la poussée du liquide un volume considérable, car dans ce cas, la pression se fera intégralement sentir sur le cœur et son enveloppe.

L'étude de la dextrocardie consécutive aux affections pleuro-pulmonaires n'a pas soulevé d'une façon particulière l'intérêt des auteurs. Il est même intéressant à ce sujet de constater que, tandis que les plus petits signes physiques des pleurésies ont servi de thème à des travaux minutieux, on ait laissé de côté l'étude de certaines complications, telles que les déviations permanentes du cœur. Les observations sont pourtant assez fréqdentes, car, comme le disent MM. Tripier et Devic, il est rare que dans les « épanchements pleuraux, l'ectopie ne persiste pas à un degré plus ou moins marqué, du fait des adhérences que l'organe et son enveloppe ont contractées avec les parties où ils ont été refoulés ».

Les auteurs ont surtout signalé les déviations passagères, qu'ils donnent comme symptomatiques des grands épanchements pleuraux.

Si Laënnec, par ses mémorables recherches sur l'auscultation, a mis en évidence bien des signes de la pleurésie, il ne semble avoir remarqué que les déviations cardiaques passagères.

Chomel et Trousseau voient dans ces déplacements, et surtout dans la torsion des gros vaisseaux qui les accompagne, une des causes de la mort subite.

Fernet nous met en garde, dans l'appréciation des déplacements du cœur, contre la déformation et les déplacements que subit la paroi thoracique elle-même. Tandis que le cœur, dans l'épanchement pleural gauche, est refoulé vers la droite, le sternum est entraîné vers la gauche et glisse au devant de l'organe central de la circulation. Voilà pourquoi, dans bien des cas, le déplacement du cœur apparaît plus considérable qu'il ne l'est en réalité.

Comby, dans son ouvrage sur l'empyème pulsatile, après avoir noté les lésions du myocarde consécutives aux vieilles pleurésies, nous dit aussi : « Le cœur, refoulé à droite par les pleurésies purulentes, est souvent maintenu par des adhérences qui peuvent l'empêcher de reprendre sa place primitive, après évacuation du liquide. » Il n'insite pas davantage sur le mécanisme de la fixation.

Wagner et Debove préconisent la thoracentèse le plus tôt possible, afin d'éviter les déformations thoraciques et les fixations définitives d'organes.

Nous pourrions ainsi dresser une longue liste d'auteurs qui citent la dextrocardie comme complication possible de plusieurs affections pulmonaires, mais qui ne s'attachent pas à la décrire. Certains voient en elle la source de nombreux accidents, d'autres signalent certaines erreurs qui peuvent accompagner son diagnostic. Ce sont là, il est vrai, des points intéressants, mais qui n'ont tous qu'un rapport plus ou moins indirect avec le sujet qui nous occupe.

Toutefois, parmi les études de détail, il en est une qui trouve ici sa place. C'est celle qui a trait à la façon dont le cœur se déplace. Nous verrons ensuite que le cœur se fixe dans la même situation que celle où il a été déplacé.

C'était, tout récemment encore, une opinion classique que le cœur, sous l'action de la poussée qui le dirige vers la droite, changerait la direction de son axe. Lorsque la tension s'élève dans la plèvre pulmonaire gauche, le cœur tout entier se trouve comprimé. Mais la pointe seule obéirait au mouvement qui lui est transmis. Du point où elle bat normalement, elle viendrait battre d'abord derrière le sternum, puis remonterait dans le cinquième, le sixième espace et pourrait venir sous le mamelon droit et même dans l'aisselle du même côté. Le cœur subirait en plus un mouvement de torsion qui ferait que sa partie antérieure tendrait à devenir postérieure. Le cœur refoulé agirait comme un pendule. La pointe serait l'extrémité libre, oscillant autour d'un point fixe qui serait la base. Dans les cas extrêmes, l'axe du cœur serait renversé et tordu sur lui-même.

Telle était la théorie professée par Wintrich, et qui de nos jours se trouve encore reproduite dans nos principaux traités.

Guéneau de Mussy, relatant l'observation de deux pleurétiques chez qui le cœur était déplacé, rend ainsi compte du déplacement du cœur : « Le cœur ne subit pas un simple mouvement de propulsion qui le pousserait en masse, il pivote autour de son point fixe constitué par l'aorte et les vaisseaux pulmonaires. » C'est aussi l'opinion de Constantin Paul et de Woilley.

Dans le *Traité de médecine de Charcot et Bouchard*, nous trouvons à l'article Pleurésie : « Le cœur subit un mouvement de rotation sur son pédicule et sur son axe (Peyrot, Sée). La palpation, et mieux l'auscultation, font constater que la pointe se rapproche de plus en plus du sternum, puis se trouve sous lui à l'épigastre, et enfin sur son côté droit, quelquefois jusque sous le mamelon droit. »

Pour MM. Debove et Achard « le cœur est foulé et tordu sur son axe ».

Pour MM. Laveran et Teissier « le cœur est dévié et déprimé, quelquefois tordu sur son axe ».

Les auteurs ne semblent différer que sur le point fixe autour duquel oscille la pointe. Pour certains, en effet, le point fixe est représenté par la veine cave

(Constantin Paul). Pour d'autres (Guéneau de Mussy) par l'aorte et les vaisseaux pulmonaires.

Abstraction faite de ce point de dissidence, les auteurs sont unanimes à admettre la théorie du pendule, et M. Cassaët résume assez bien l'opinion générale, quand il écrit dans les *Archives de Bordeaux*, 1895 : « Tout le monde se rappelle quelques-unes de ces observations où la pointe frappait à droite du sternum jusqu'au mamelon, et il n'y a plus aucune espèce d'intérêt à signaler des cas de ce genre. »

Si en France la théorie du pendule fut admise sans conteste, en Allemagne les auteurs furent beaucoup plus réservés sur la question. Rosenstein fut peut-être le seul à partager l'opinion de nos classiques. Bamberger, et à sa suite Gerhardt, Gullmann, Eichhorst, professaient déjà la théorie du refoulement en masse, sans rotation d'aucune sorte.

Ces idées furent contrôlées en France par M. le professeur Tripier, qui voit que, « dans les déplacements du cœur vers la droite, la portion animée de pulsations correspond à la base droite, le cœur conservant à peu près sa position habituelle, mais ne donnant que peu ou pas de pulsations au niveau de la pointe ». Reprises par M. Bard, ces idées furent exposées par lui dans un important mémoire publié dans le *Lyon médical*, 1892-93, où, à l'aide de nouvelles constatations cliniques, il montre quelle est la situation exacte du cœur refoulé. Il était en effet facile aux auteurs de se méprendre sur la vraie situation du cœur déplacé. Il n'existe souvent qu'un battement cardiaque unique, bien visible et bien perceptible dans la région mamelonnaire droite, au point symétrique de celui où l'on a l'habitude de constater du côté gauche la pointe normale. Il était dès lors facile d'oublier l'axiome de Durozier, à savoir « que tout ce qui bat n'est pas la pointe », et d'admettre le renversement de l'axe cardiaque.

C'est l'étude comparée de deux malades, présentant l'un une dextrocardie congénitale, l'autre un déplacement du cœur à droite consécutif à une pleurésie, qui permit à M. Bard d'affirmer dans ces cas « le refoulement en masse de l'organe ».

Il est admis, en effet, que dans la dextrocardie congénitale isolée, le cœur occupe à droite la situation exactement symétrique de celle qu'il occupe à gauche. Si, dans les cas de refoulement du cœur par épanchement, l'axe cardiaque est renversé, le tableau clinique présenté par l'ectopie congénitale et l'ectopie acquise doit être sensiblement la même.

Il n'en fut pas ainsi chez les malades de M. Bard. Chez le premier, où fut posé le diagnostic de dextrocardie congénitale, on crut bien, en effet, que le cœur occupait à droite la position symétrique du cœur normal. La pointe fut sentie dans le cinquième espace sur la ligne mamelonnaire. Au-dessus et en dedans du mamelon, dans les deuxième et troisième espaces, on perçut les battements de la base. Mais chez le second, une abondante thoracentèse permit de sentir dans la moitié gauche de l'épigastre, au voisinage de l'appendice xiphoïde, un choc surtout perceptible dans la station debout et qu'on ne pouvait attribuer qu'à la pointe. Un deuxième centre de battements, seul visible avant la ponction, existait dans la région mamelonnaire droite, présentant son maximum dans le quatrième espace droit, au-dessous et un peu en dehors du mamelon. On crut d'abord, suivant l'opinion classique, qu'à ce niveau battait la pointe. L'examen plus approfondi de la région, la perception du claquement sigmoïdien de Friedreich-Bondet, les signes stéthoscopiques vinrent cependant confirmer la présence de la base à ce niveau. Après la ponction, le choc de la pointe, perçu au voisinage de l'appendice xiphoïde venait montrer la situation du cœur refoulé. Le cœur était déplacé en masse, sans que la direction de son axe fût modifiée.

A l'encontre de ce que croyaient les classiques, c'est la base, en effet, qui est la partie la plus mobile du cœur. Si la pointe est mobile dans le péricarde, elle est beaucoup plus fixe dans le thorax, que la base elle-même. Voilà pourquoi, dans le cas de refoulement, celle-ci se fait sentir dans la région mamelonnaire ; et sa présence peut être reconnue par la méthode de palpation préconisée par M. Bard et que nous analyserons plus loin.

Les constatations cliniques de M. Bard ne furent pas les seules qui vinrent confirmer la théorie du refoulement en masse. Citons le mémoire de M. Leclerc, lu le 16 novembre 1896 à la Société nationale de médecine de Lyon, accompagné de 2 observations personnelles et dont les conclusions viennent corroborer les constatations précédentes.

M. Moutard Martin, à la suite d'une pleurésie tuberculeuse, gauche, a vu le cœur ectopié à droite, sa pointe correspondant exactement au bord gauche du sternum, au niveau du quatrième espace intercostal.

M. le professeur Cochez, d'Alger, publie deux nouveaux cas de déplacement en masse du cœur, consécutifs à des épanchements pleuraux.

M. Pitres, dans une étude sur les signes physiques des épanchements pleuraux, nous fait part du résultat de ses longues recherches. Il a examiné 42 cas de pleurésie où la situation du cœur fut exactement observée avant et après la thoracentèse. Ces observations ont trait sans doute à des déviations cardiaques passagères. Elles sont néanmoins importantes dans l'étude des déviations permanentes. Une fois, en effet, que nous connaîtrons la situation exacte du cœur refoulé, il nous suffira d'établir le mécanisme de la fixation pour avoir sur la pathogénie des dextrocardies consécutives aux épanchements pleuraux une idée complète

M. Pitres divise ses observations en trois groupes, suivant que l'épanchement est petit (1000 centimètres cubes), moyen de 1000 à 3000 ou grand au-dessus de 3000.

Dans le premier groupe, qui comprend quatorze cas, les résultats sout tellement concordants que l'auteur pose cette conclusion : « Dans les épanchements de la plèvre gauche, dont la quantité ne dépasse pas 1000 centimètres cubes chez l'adulte, le cœur ne subit aucun déplacement. »

Dans le deuxième groupe, où sont étudiés les épanchements mesurant de 1000 à 3000 centimètres cubes, le cœur est manifestement refoulé vers la droite. « La pointe vient battre d'abord en dedans de la ligne mamelonnaire gauche dans le cinquième ou le sixième espace intercostal, puis à l'épigastre ou derrière le sternum, puis à droite du sternum. Sur dix observations analysées, une fois la pointe siégeait dans le sixième espace, à 2 centimètres en dehors du bord droit du sternum.

Dans le troisième groupe, M. Pitres étudie l'effet des épanchements pleuraux abondants, c'est-à-dire de ceux qui dépassent 3000 centimètres cubes. Il fait remarquer que dans ces cas il n'est pas aisé de diagnostiquer la position exacte où bat la pointe. « Chez quatre malades différents, les battements cardiaques étaient perceptibles non pas seulement derrière le sein droit, mais au niveau de plusieurs espaces intercostaux, le long d'une ligne courbe, partant de la deuxième articulation synchondro-costale et atteignant le creux épigastrique après avoir passé au voisinage du mamelon. » Il est facile, pour des observateurs non prévenus, de se méprendre sur la situation exacte du cœur. Les battements perçus au voisinage du mamelon droit peuvent faire penser que la pointe bat à ce niveau, et, par suite, faire diagnostiquer un renversement complet de l'axe cardiaque. Il n'en est rien. Ce qui bat sous le mamelon droit c'est l'aorte ou l'oreillette, et pour preuve l'auteur présente deux tracés, l'un pris au niveau du creux épigastrique, l'autre au niveau du mamelon droit. Nous étudierons, dans le chapitre du diagnostic, la valeur clinique de la sphygmographie.

En résumé, les recherches de M. Pitres nous apprennent que l'ectopie cardiaque droite peut survenir quand l'épanchement dans la plèvre gauche dépasse 1000 centimètres cubes ; que dans les cas d'ectopie le cœur est déplacé en masse. C'est la base qui s'avance le plus à droite ; dans les cas extrêmes, elle peut dépasser légèrement la ligne mamelonnaire.

Les constatations cliniques ne sont du reste pas les seules que l'on puisse invoquer en faveur de la théorie du refoulement en masse. Il est peu fréquent, sans doute, de faire avant la ponction ou la pleurotomie des autopsies de pleurésies à grands épanchements. Un petit nombre d'observations, cependant, ont été publiées, suivies d'un compte rendu nécropsique. Citons l'observation de M. Bard, publiée dans la thèse de Rivet, Lyon 1895-98, et celle de M. Leclerc qui fait suite à son mémoire sur les déplacements du cœur (*Lyon médical*, 1897). Ces cas, rares il est vrai, où la vérification nécropsique vient de tout point confirmer le diagnostic posé pendant la vie, ont d'autant plus de poids que la théorie du renversement de l'axe cardiaque et de la torsion du cœur repose principalement sur des interprétations cliniques.

D'ailleurs, la théorie du développement en masse bénéficie du prestige démonstratif de l'expérimentation.

Celle-ci est faite par le moyen d'épanchements artificiels que l'on crée dans la plèvre des cadavres. Plusieurs auteurs, parmi lesquels nous citerons Wintrich, Verber, Peyrat, l'ont employée pour étudier les déplacements d'organes. Ils sont tous arrivés à des résultats peu concordants.

Cette dernière méthode d'investigation ne saurait en effet, dans l'étude qui nous occupe, posséder la même valeur que l'observation clinique bien conduite.

L'une et l'autre méthode sont appliquées dans des conditions dissemblables. Les expansions fibreuses qui servent de ligament, les aponévroses, le diaphragme immobilisé ne peuvent se comporter, dans l'un et l'autre cas, de la même façon. Dans l'expérimentation cadavérique, la distension est rapide, les déplacements cliniques ne surviennent au contraire que dans les cas chroniques.

Quoi qu'il en soit, la méthode expérimentale employée dans ces dernières années par M. Pitres et son élève Sallé, par M. Carrière, a donné des résultats qui viennent confirmer les constatations cliniques précédemment exposées.

Jamais le renversement de l'axe cardiaque, jamais la torsion ne furent observés même dans les épanchements de plus de 8 litres. A mesure que la cavité peurale s'emplit et se distend, le médiastin cède et forme une saillie arrondie vers le côté non distendu. Le cœur s'abaisse et devient d'abord vertical, puis, sans changer sa position verticale, il est porté en dehors du bord droit du sternum, qu'il dépasse de 2, 3, 4 et jusqu'à 8 centimètres, suivant le degré de distension pleurale. Dans ce mouvement général de translation vers la droite, le cœur paraît s'appliquer plus intimement contre la cage thoracique, si bien qu'à un moment donné la crosse de l'aorte et la face antérieure du ventricule droit se trouvent fortement appliquées contre les parois du thorax, depuis la troisième jusqu'à la septième côte. Le bord droit du cœur peut dépasser alors de 7 centimètres le bord droit du sternum, et il est tout naturel que chez le vivant il puisse donner des pulsations appréciables à la vue et au toucher au niveau des troisième, quatrième, cinquième et sixième espaces intercostaux.

Nous voilà donc fixés sur la façon dont le cœur se déplace dans les cas simples d'épanchements liquides ou gazeux de la plèvre gauche. Les constatations cliniques, quelques nécropsies, les faits expérimentaux sont tour à tour venus nous montrer :

1° Qu'un épanchement supérieur à 1 litre est nécessaire pour produire un refoulement du cœur ;

2° Que le cœur se déplace en masse, sans modifier la direction de son axe. La base est toujours située le plus à droite. La pointe reste cantonnée dans le voisinage de l'appendice xiphoïde.

C'est en effet dans cette situation que, le plus souvent, nous aurons à établir le mécanisme de la fixation de l'organe ectopié. Est-ce bien la seule ? N'existe-t-il pas des cas de déviations cardiaque permanente où l'axe du cœur présente la direction inverse de celle qu'il occupe habituellement ?

Si le mécanisme du développement du cœur se passe en effet comme nous l'avons décrit dans les cas aigus, simples, sans adhérences, il peut ne pas en être ainsi dans les pleurésies chroniques, ou dans celles qui se développent chez des sujets dont l'appareil pleuro-pulmonaire a subi antérieurement des poussées inflammatoires. Des adhérences solides unissant les plèvres pulmonaires et médiastines peuvent alors modifier le sens et l'étendue du déplacement du cœur.

D'abord, si les adhérences sont assez étendues et assez résistantes, elles peuvent donner à la cloison médiastine une rigidité suffisante pour l'empêcher de bomber sous la poussée du liquide. Dans ce cas, le cœur ne subit aucun déplacement.

Si les adhérences sont localisées au sommet, la partie supérieure de la plèvre médiastine se trouve seule immobilisée. Sous la poussée du liquide, le médiati cède alors par sa partie inférieure et le cœur peut ainsi subir le chavirement complet de sa pointe.

C'est de cette façon que M. Pitres explique les quelquelques observations publiées dans la littérature, où le cœur a été vu tordu sur son axe, avec la pointe orientée vers la droite. Il eût été intéressant de faire dans ces cas une étude complète sur la topographie des adhérences, et de chercher les raisons anatomiques qui pouvaient en donner l'explication. Les auteurs ont complètement laissé ce point de côté.

Nous citons deux observations suivies de nécropsies, où le cœur fut fixé à droite, son grand axe dirigé de haut en bas et de gauche à droite. Ces deux dextrocardies étaient consécutives l'une à un pneumothorax, l'autre à une pleurésie tuberculeuse du côté gauche.

OBSERVATION I

(Bounarme, thèse de Paris, 1876.)

Pneumothorax avec déplacement du cœur, consécutif à sa rupture.

Le nommé W..., âgé de dix-neuf ans, glacier, entre le 22 mars 1876. Salle Saint-Luc, 7. Service de M. Hardy.

Antécédents de famille. — Les antécédents sont nuls au point de vue de la tuberculose. Le père vit encore et se porte bien, ainsi que plusieurs frères. Sa mère est morte, mais pas d'une affection pulmonaire.

Antécédents pathologiques. —Jamais de maladie grave. Dans son enfance, il n'a présenté que quelques manifestations scrofuleuses. Il était même très fort, ne s'enrhumait jamais, quand, il y a un mois et demi seulement, il fut pris d'une toux intense, il commença alors à maigrir. En même temps, sa voix se perdit totalement. Du reste, pas de fièvre le soir, pas de fièvre la nuit, pas d'hémoptysie

Le lundi 20 mars, étant à la garde-robe, il fut pris tout à coup d'une suffocation considérable à laquelle vint se joindre, quelques heures plus tard, une sensation douloureuse dans la poitrine du côté gauche. Il eut également des vomissements.

Loin de diminuer, ces symptômes allant, au contraire, en augmentant d'intensité, le malade se décida à venir à la consultation du mercredi 22 mars. Il paraissait respirer librement, marchait sans difficulté et ne semblait pas en proie à la dyspnée.

État actuel. — Haute taille. Imberbe. Pâleur et altération de la voix, qui, au dire du malade, s'est produite à peu près au même moment que la gêne de la respiration. Déjà enrouée avant son accident, la voix s'est complètement éteinte. Respiration anxieuse et haletante. Doigts hippocratiques. Il est couché sur le dos, avec tendance marquée à se coucher du côté sain, ce qui est assez rare.

Côté gauche du thorax offre une ampliation plus grande que le côté opposé. Ce phénomène, qui saute aux yeux, est rendu plus évident encore par la mensuration à l'aide d'un ruban métrique, qui accuse une différence de 2 centimètres en faveur du côté malade.

Palpation. — Immobilité relative au niveau de la voussure. Mais on constate à la région précordiale, là où normalement on aurait dû les percevoir, l'absence complète des battements du cœur. On les sent, au contraire, manifestement, à deux travers de doigt en dedans du mamelon droit, dans le cinquième espace intercostal du même côté. La pointe du cœur bat contre la paroi pectorale et on en voit très bien les battements. Il y a évidemment transposition complète de l'organe.

Percussion. — Les deux côtés de la poitrine présentent une sonorité à peu près normale. Mais à gauche, la main qui percute perçoit une sensation d'élasticité bien plus grande qu'à droite, élasticité comparable à celle que l'on aurait en frappant sur un tambour. Dans le tiers inférieur du côté gauche, on ne trouve pas de matité, ce qui indique un épanchement très modéré.

Auscultation. — Le murmure respiratoire est absolument nul dans presque toute l'étendue du poumon, excepté, toutefois, dans le voisinage de la clavicule et de la fosse sus-épineuse. En ce point, à l'endroit correspondant aux grosses bronches, on perçoit un souffle très marqué ayant manifestement le caractère amphorique. Enfin, quand on fait tousser le malade, on constate une résonnance également amphorique excessivement marquée. Il semble qu'il tousse dans une cruche. L'auscultation montre aussi que le cœur est déplacé absolument comme dans l'inversion congénitale.

Le foyer des bruits auriculo-ventriculaires est au cinquième espace intercostal, et ces bruits se propagent dans l'aisselle droite.

Le foyer des bruits aortiques est à l'union de la première et de la deuxième pièce du sternum, en son lieu normal, de sorte que la direction générale du cœur est oblique à partir de ce point en bas et à droite, comme si la pointe de cet organe, en se déplaçant, avait décrit un arc de cercle coupé par l'appendice xiphoïde en deux parties égales.

Le cœur, dont les bruits sont normaux, bat à coups très précipités. Il existe au cou des battements artériels intenses, qui soulèvent les jugulaires et produisent un faux pouls veineux.

Les battements du cœur sont aussi propagés au foie, qui subit une série de secousses isochrones à la systole cardiaque, et appréciables par la palpation au-dessous du bord libre des côtes.

En auscultant sous la clavicule droite, où la percussion ne révèle rien d'anormal, on entend des râles caverneux, caractérisés par des bulles fines assez égales, traversés par une expiration légèrement soufflante (souffle de l'induration pulmonaire). Les mêmes phénomènes s'observent dans toute la hauteur du poumon en arrière. Les râles bullaires augmentent de nombre et de volume à mesure qu'on se rapproche du sommet. Il existe donc dans le poumon droit une induration creusée d'un certain nombre de petites cavités.

Bruit de glouglou.

Bruit de la succussion hippocratique.

Bruit d'airain, de Trousseau.

Diagnostic. — Tuberculose pulmonaire, pneumothorax avec déplacement du cœur et accompagné d'un très léger épanchement, et qui, la crise dyspnéique une fois passée, a été toléré, avec une remarquable facilité.

Jeudi 23 mars. — Malade a beaucoup toussé pendant la nuit. Crachats nummulaires, englobés d'un liquide visqueux, tenace et un peu mélangé d'air, qui démontre l'existence d'un élément bronchique lié à la tuberculose. Pouls irrégulier, très dicrote.

Vendredi 24 mars. — Bruit de flot devient de plus en plus intense. Tintement métallique.

29 mars. — Cyanose des extrémités, dyspnée intense, menace d'asphyxie.

Lundi 3 avril. — Dyspnée extrême. Délire pendant lequel le malade veut se lever de son lit, mais à peine a-t-il fait quelques pas dans la salle qu'il tombe mort.

Depuis l'entrée, température oscille entre 38 et 40 degrés.

Autopsie. — L'autopsie pratiquée vingt-six heures après la mort a permis de vérifier le diagnostic.

Une ponction aspiratrice faite au moyen de l'appareil Dieulafoy, dont on enfonce l'aiguille dans la plèvre, donne issue à une quantité d'air qu'on évalue à 2 lit. 1/2.

Proportion du liquide retiré au moyen du même aspirateur est faible. Liquide mousseux mélangé à de l'air, pas du tout purulent.

A l'ouverture de la poitrine on trouve le cœur fixé dans le côté droit par des adhérences pseudo-membraneuses. *Il occupe dans cette région la situation qu'il aurait dû avoir à gauche*, où il existe au contraire un vide énorme.

Le poumon gauche est complètement refoulé en haut sous la clavicule et le long de la colonne vertébrale. Il est maintenu par une adhérence seulement dans sa partie supérieure, et il reste libre dans tout le reste de son étendue.

Le poumon droit est couvert, surtout à sa partie postérieure, de fausses membranes qui se sont évidemment produites dans les derniers jours de la vie. Il est gorgé de sang et parsemé de granulations tuberculeuses.

L'observation suivante prise dans le compte rendu triennal de la clinique de M. le professeur Queirolo, ne donne guère plus de détails sur la disposition exacte des adhérences.

OBSERVATION II

Chez un malade atteint de tuberculose pulmonaire compliquée d'hydro-pneumothorax du coté gauche, le cœur était énormément déplacé vers la droite.

Les pulsations, au lieu de se produire sous le mamelon gauche, se faisaient sentir à droite dans les quatrième et cinquième espaces intercostaux, au niveau et au dessous de la ligne mamelonnaire. Le malade mourut d'hémoptysie foudroyante.

A son autopsie, on constata que le cœur n'était pas repoussé en masse sous l'influence de la pression exercée par la plèvre gauche distendue, il avait subi une double rotation ; l'une, de gauche à droite autour de son axe antéro-postérieur, par le fait de laquelle le bord gauche du cœur s'était élevé pendant que la face postérieure du ventricule gauche s'était éloignée de la cupule diaphragmatique ; l'autre autour de son axe vertical, par le fait de laquelle la pointe du cœur s'était portée à droite jusqu'à la ligne mamillaire, de telle sorte que cette pointe représentait la portion la plus éloignée vers la droite de l'aire cardiaque.

La base du cœur était déplacée aussi vers la droite, mais moins que la pointe ; pour permettre ce mouvement, le pédoncule vasculaire du cœur avait subi une torsion légère sur lui-même et une exagération de sa courbure, ce qui avait produit dans ce pédoncule un pli persistant, dont l'élasticité faisait revenir le cœur à sa position anormale, même après la distension de la plèvre gauche, quand on cherchait à le redresser pour le replacer dans sa position normale.

Il est regrettable que ces observations ne soient pas plus détaillées. Dans la première, c'est en ces termes concis qu'on a fait la topographie du cœur ectopié.

« Il occupe dans cette région la situation qu'il aurait dû avoir à gauche où il existe au contraire un vide énorme. »

Il n'est rien dit sur la localisation des adhérences.

Dans la seconde, on est plus explicite sur la situation du cœur :

« La base était déplacée vers la droite, mais moins que la pointe. » A ce mouvement de rotation sur son axe vertical, s'ajoute un second mouvement sur l'axe antéro-postérieur. Le cœur est donc tordu sur lui-même.

Voilà un nouveau fait qui entre en désaccord avec les résultats expérimentaux précédemment exposés. Si les auteurs prétendent en effet que la torsion n'a jamais été vue dans les cas où la distension pleurale est consécutive à un épanchement artificiel, ils disent aussi que la vie est incompatible avec une semblable lésion.

M. Carrière, après une série d'expériences, a pu conclure que des désordres graves doivent nécessairement accompagner la torsion du cœur.

Faisant maintenir l'organe dans la position qu'il devrait occuper s'il était tordu, l'auteur a constaté que l'injection poussée dans le ventricule gauche passait très difficilement dans l'aorte ; de même, qu'une injection poussée dans la veine cave inférieure ne parvenait qu'avec peine dans l'oreillette droite.

S'il en est réellement ainsi, le tableau clinique présenté par les malades ayant un cœur ectopié, avec torsion de l'organe, doit être particulièrement sévère. Les sujets qui en sont porteurs doivent avoir des syncopes fréquentes, de l'œdème des membres inférieurs, de la cyanose. Parfois même la mort subite peut les frapper. Il eût été intéressant, dans les deux cas que nous citons, de voir si les symptômes présentés eussent pu faire soupçonner la torsion du cœur. Les observations sont malheureusement trop incomplètes pour que nous puissions jeter un peu de lumière sur cette question.

Ce n'est pas d'ailleurs à cet unique point de vue que l'étude du cœur ectopié avec renversement de son axe présente de l'intérêt. Nous avons vu en effet que les auteurs font de l'inversion du cœur sur son grand axe un signe en faveur de la nature congénitale de l'ectopie. Si des processus inflammatoires chroniques, localisés aux plèvres médiastines et pulmonaires, peuvent amener une semblable inversion, un certain nombre de cas diagnostiqués congénitaux pourront être distraits de ce groupe. Mais c'est encore là une question de diagnostic que nous discuterons à son heure.

En résumé, nous avons essayé dans notre exposé de montrer la situation que peut occuper le cœur ectopié.

Nous avons vu que dans les cas simples, consécutifs

aux épanchements liquides ou gazeux de la plèvre gauche, le cœur se trouve refoulé en masse sans changement de direction de son grand axe.

Nous avons vu aussi qu'il existe des cas, encore mal observés, où, par suite d'adhérences immobilisant la partie supérieure de la plèvre médiastine, le cœur, sous l'action de la poussée le déplaçant vers la droite, pouvait se renverser et occuper une situation symétrique à celle qu'il occupe normalement.

Les deux observations que nous citons sant sons doute peu explicites sur le mécanisme d'une semblable déviation. Toutes deux sont suivies de nécropsies. Elles rentrent ainsi dans la catégori e des faits directement constatés, et par suite nous ne saurions penser à une erreur d'interprétation.

Mais pour créer une dextrocardie, il ne suffit pas que le cœur ait subi un mouvement de translation vers la droite, il faut qu'il se fixe encore dans la nouvelle situation qu'il occupe. Les moyens de fixation sont fournis par des adhérences qui peuvent unir entre eux les divers organes du médiastin, et les rattacher à la paroi thoracique.

Dans les cas d'épanchement pleural, le processus inflammatoire ne se borne pas à la simple congestion de l'organe, à l'exsudation et même à la formation de néo-membranes entre les feuillets pleuraux. Il a retenti encore sur les régions avoisinantes. Sans rester cantonnée à la plèvre elle-même, cette inflammation se propage vers les autres organes, en commençant d'abord par les tissus sous-séreux, en gagnant le médiastin, le tissu cellulaire de la paroi thoracique, le feuillet externe du péricarde, pour former ce que Griesinger et Kussmaul ont décrit sous le nom de médiastino-péricardite.

Nombre de néo-membranes se trouvent ainsi formées créant des adhérences plus ou moins importantes, soit par leur volume, soit par leur situation. Elles englobent, en les déformant, les gros vaisseaux de la base du cœur, elles englobent les plexus cardiaques et le nerf phrénique, et établissent des adhérences du péricarde, soit en arrière avec le rachis, soit en avant avec le sternum et les parois costales. Nous avons trouvé dans le *Berliner klinische Wochenschrift* de 1880, une curieuse observation où l'on peut voir le rôle joué par ces adhérences dans la fixation du cœur ectopié.

OBSERVATION III

(E. Baëlz, *Berliner klinische Wochenschrift.*, 19 janvier 1880.)

Homme de vingt-quatre ans, qu'on traitait pour une syphilis tertiaire. Une nuit, survint inopinément un violent accès de toux, avec dyspnée et collapsus. Le médecin appelé constate un pneumothorax gauche. Deux mois après, je vis le patient pour la première fois et constatai l'existence d'un pyo-pneumothorax. Cœur rejeté à droite, bruit tympanique depuis le sommet jusqu'à la première côte gauche; depuis le niveau jusqu'au rebord des côtes, matité complète, suppression du frémissement vocal. Respiration amphorique. Pas de fièvre. Bon appétit. Etat général satisfaisant. Le niveau du liquide monta de plus en plus; au bout d'un mois et demi, il atteignit la clavicule, A ce moment, le pyo-thorax remplace le pyo-pneumothorax. Une ponction exploratrice, faite avec une seringue de Pravaz, donne du pus, et ce pus est mis sous les yeux du patient, pour le décider à se laisser opérer. Il se refuse à toute intervention. On le nourrit bien, on lui donne des toniques. Le liquide diminue et le poumon re. prend sa place. Six mois après, le patient quitte l'hôpital dans un état satisfaisant. Le côté gauche du thorax est un peu plus petit que le droit. Le bruit respiratoire s'entend très bien au sommet et jusqu'à la première côte. A partir de cette côte jusqu'à la base de la poitrine, matité et bruit respiratoire très affaibli. Le cœur est resté à droite, comme au moment où l'épanchement était le plus abondant. Le patient fut envoyé aux eaux. Il en revint engraissé et capable de faire à pied 1 mille allemand.

A quelque temps de là, le patient éprouva une douleur subite dans la poitrine. M. Baëlz qui le vit le lendemain de l'accident constate que le cœur est brusquement revenu de 5 centimètres vers la gauche, et il attribue la vive douleur ressentie par le patient à la rupture d'une adhérence qui, même après la résorption de l'épanchement, maintenait le cœur dévié vers le côté droit.

Autopsie. — On retrouve l'adhérence du péricarde à la pari thoracique.

Les adhérences unissant le péricarde et la paroi thoracique ne sont pas les seules qui peuvent maintenir le cœur ectopié dans une situation anormale.

Si l'on peut voir ces néo-membranes organisées en tissu cicatriciel généralisé, il n'est pas rare de les voir localisées au niveau de la base à l'origine des gros vaiseaux. C'est surtout consécutivement aux inflammations du poumon droit que les adhérences unissant le péricarde et la plèvre médiastine du même côté peuvent, en se rétractant, amener un déplacement vers la droite du médiastin. Un semblable processus peut aussi s'observer dans les pleurésies gauches. L'inflammation partie du poumon ou de la plèvre peut par propagation gagner le feuillet externe du péricarde, et déterminer à droite l'accolement des séreuses pulmonaires et cardiaques. La partie gauche du feuillet péricardique peut aider d'ailleurs au maintien à droite du cœur ectopié. L'on sait que le premier effet d'un épanchement pleurétique est de déterminer, par la seule action de son poids, un abaissement de la coupole diaphragmatique. Cet abaissement se produisant pour les épanchements gauches sur la partie gauche du diaphragme, opère une traction sur le péricarde, qui se redresse et tend à devenir vertical. Ce changement de direction refoule notablement le cœur vers la droite. Des exsudats inflammatoires qui s'organisent, des modifications qui surviennent dans la structure de la séreuse, peuvent fixer le péricarde dans la situation plus ou moins verticale qu'il occupe, et le cœur peut par suite être maintenu dans son ectopie.

La formation de ces adhérences est étroitement liée à la durée et à la nature des processus inflammatoires dont l'appareil pleuro-pulmonaire est le siège. C'est d'abord à la suite d'une pleurésie purulente gauche que l'on trouvera le plus souvent le cœur à droite. La durée de l'affection, la formation de tissu cicatriciel rendent compte de la résistance des adhérences. Celles-ci étant des plus rétractiles pourront encore accroître l'ectopie.

Les observations de pleurésies purulentes gauches, suivies de dextrocardies, sont assez fréquentes. Comby, dans son *Traité de l'empyème*, en cite de nombreux cas. et fait observer que, même après l'évacuation du liquide, le cœur refoulé reprend rarement sa place.

L'ectopie cardiaque consécutive au pneumothorax a été observée, et Bounarme, dans sa thèse inaugurale *(Contribution à l'étude du pneumothorax)*, thèse de Paris, 1876, cite plusieurs cas intéressants de transposition du cœur dans cette affection.

Les pleurésies hémorragiques sont susceptibles, au même titre, d'amener des ectopies permanentes du cœur. Dans nos recherches, nous n'en avons point trouvé d'exemples.

A la suite de pleurésies séro-fibrineuses, les observations sont assez fréquentes. Nous citerons celle qui a fourni à M. Bard la démonstration de la théorie du refoulement en masse.

OBSERVATION IV

Tillman de Leipzig, *in* thèse Leymaric de Lyon, 1893-94.

Il s'agit d'un malade qui entra dans le service de Tillman le 19 avril 1888. D'une maigreur squelettique, il avait l'aspect d'un tuberculeux à la dernière période. Le poumon droit était relativement sain, le poumon gauche était tuberculeux au dernier degré. Dans l'expectoration on trouva des bacilles de Koch. Le cœur était dévié à droite à la suite d'un emphysème qui existait à gauche. Plusieurs fistules traversaient la paroi thoracique antérieure gauche, átteinte elle aussi de tuberculose.

En 1885, le malade avait eu une pleurésie purulente gauche, et depuis il était resté malade. Après diverses ponctions, résection des côtes et de la paroi antérieure du thorax, grattage de la cavité pleurale. Cette plèvre fut épidermisée par une transplantation de peau d'après la méthode de Uttiersche.

Le 23 juillet 1888 le malade quittait le service, guéri complètement et spontanément par un rapide plissement du poumon.

10 avril 1890. — Tillman présentait le sujet au Congrés de chirurgie (de Berlin). Celui-ci était bien portant florissant, et vaquait à ses affaires comme auparavant.

Le poumon gauche, complètement ratatiné, était en rapport avec la première côte et absolument hors de fonction ; le poumon droit au contraire était tout à fait sain.

Le cœur restait déplacé vers la droite d'une façon permanente et, à la partie inférieur du médiastin, on voyait les battements.

OBSERVATION V

(Bard. *Lyon médical*, 1892 et 1893.)

Jeune homme de vingt-deux ans. Pleurésie gauche abondante datant de trois ans. Etat général bon. Apyrexie complète.

Au moment de l'entrée, on percevait des battements systoliques très accusés à la vue et au palper, dans la région mamelonnaire droite. Ces battements présentent leur maximum dans le premier espace droit, aù-dessous et un peu en dehors du mamelon. Il n'existait pas ailleurs de battements cardiaques. La première impression fut que l'on se trouvait en présence de la pointe.

Deux ponctions furent faites à deux jours d'intervalle et donnèrent 2 litres de pus graisseux.

Mais les battement ne subirent aucun déplacement. On constata alors que les battements systoliques présentaient leur centre à la palpation à pleine main, dans le premier espace droit, au niveau même du mamelon. Le doigt le perçoit encore dans le troisième espace plus en dedans, et dans le cinquième plus en dehors. Mais il est manifeste, à la palpation, qu'on est en présence d'un foyer unique étendant son action sur ces trois espaces. De plus, dans toute l'étendue de ce centre de battements, la main perçoit une expansion plutôt qu'un choc, et après elle le claquement sigmoïdien de Friedreich très net, très intense. L'oreille entend à ce niveau les deux bruits du cœur, mais le second est incomparablement plus intense et plus net que le premier ; enfin, à la vue, le soulèvement précède la systole. A l'épigastre, le premier bruit est plus intense qu'au niveau du mamelon et le deuxième bruit est à peine perçu. On y découvre des battements systoliques présentant leur maximum au voisinage de l'appendice xiphoïde, dans la moitié gauche de l'épigastre. Dans l'attitude couchée, le soulèvement systolique qui existe à l'épigastre représente un peu de bascule manifeste avec les mouvements similaires de la région mamelonnaire. Ces signes cliniques montrent que les battements de la région mamelonnaire droite sont dus à la base elle-même, ventricule ou vaisseaux, ou tout au moins à la propagation de ces battements, tandis que la pointe n'a pas même atteint tout à fait la ligne médiane, bien loin de la déformer. La percussion n'a pas donné de renseignements utiles. La matité cardiaque se poursuit jusqu'au mamelon, mais elle se confond à gauche avec la matité pleurale et ne peut pas dès lors servir à limiter l'organe.

CHAPITRE II

Dextrocardies liées à la présence de tumeurs du médiastin. — Dextrocardies consécutives à des péricardites.

Les cancers de la plèvre, du poumon, les tumeurs du médiastin peuvent par leur développement refouler le cœur dans la moitié droite du thorax. La tumeur elle-même maintient en place le cœur ectopié. Nous citerons comme exemple le cas de fibroplastie généralisée publié par Woillez, dans les *Archives de médecine* de 1852.

OBSERVATION VI

Fibroplastie généralisée simulant un cancer du poumon

Del. Simon, vingt-trois ans, ciseleur, a toujours eu un peu d'embonpoint, pâle, admis à l'Hôtel-Dieu le 29 juillet 1851. Père mort inopinément d'une chute, il était bien portant. Mère décédée à la suite d'une courte maladie.

Antécédents personnels. — Jusqu'à l'âge de vingt-huit ans, santé parfaite. C'est à cet âge qu'il s'aperçut de l'existence d'une petite tumeur du volume d'un haricot et adhérente à la peau, à la partie moyenne postérieure et externe de la cuisse gauche. Elle n'était douloureuse ni à la pression, ni par les mouvements du membre. Elle augmenta de volume pendant dix-huit mois, elle arriva à acquérir la grosseur de deux poings. En avril 1848, première extirpation. Cicatrisation se fit bien. Bientôt après, la tumeur se reforma au niveau de la cicatrice. L'année suivante, opérée deux fois, elle repullula deux fois dans le même point. Le 22 novembre 1850, amputation de la cuisse gauche. A la fin de décembre, le malade guéri de son amputation put reprendre son travail. Six mois de santé. A la fin de juin dernier, sans prodromes, apparut une dyspnée habituelle, légère d'abord, accompagnée de toux, puis de douleurs du haut en bas de la poitrine. Dyspnée et oppression augmentèrent sans interruption.

31 juillet. — Maigreur prononcée, teint très pâle, sans coloration jaunâtre de la peau. Langue recouverte d'un enduit blanchâtre. Ventre souple. Anorexie. Poitrine bien conformée. A la percussion, matité complète de tout le côté gauche. Côté droit sonore partout, excepté à sa partie antérieure et inférieure, à partir de la quatrième côte. Bruit respiratoire nul dans tout le côté gauche, excepté en arrière, contre la colonne vertébrale, où il est très faible et sans aucun râle. A droite, en avant, la respiration est également forte dans l'inspiration et l'expiration, avec peu de râles sibilants de la clavicule à la troisième côte ; moins forte au niveau du troisième espace intercostal et complètement nulle au-dessous.

En arrière, respiration est forte du même côté, avec expiration prolongée. Mais vers l'angle inférieur de l'omoplate, la respiration est bronchique et soufflante au deuxième temps, avec bronchophonie sans râles humides.

La matité du côté droit est due à la présence du cœur refoulé entièrement à droite. Celui-ci est en rapport immédiat avec les parois thoraciques, où le maximum de ses battements se constate à 3 centimètres en dehors, et en dessous du mamelon droit, situé comme le gauche sur la quatrième côte. Le cœur, limité supérieurement au niveau du troisième espace intercostal, ne présente aucun bruit anormal. Pouls régulier à 116. Assez large, mou. Le frémissement vibratoire des parois thoraciques est marqué à droite, et à peine sensible à gauche.

Les forces diminuèrent rapidement. Dyspnée s'aggrava de

jour en jour. Les espaces intercostaux s'effacèrent graduellement, et il fut noté que la pointe du cœur soulevait, à droite, le cinquième espace intercostal, en dessous et en bas du mamelon.

14 août. — Dyspnée devenue extrême. Mort le 23 août.

Autopsie : Poitrine. — Sternum et cartilages costaux sont unis intimement, par des adhérences serrées, à une masse fibreuse sous-jaccente ; le sternum et les côtes sont intacts et ne présentent ni ramollissement ni friabilité. L'ensemble des organes thoraciques présente la disposition suivante : la masse fibreuse occupe à la place du médiastin la partie médiane et un peu latérale gauche de la poitrine, dans tout l'espace sterno-vertébral. J'ai dit que cette tumeur adhérait antérieurement aux parois thoraciques. Sa partie postérieure correspond à la moitié gauche du corps des vertèbres dorsales, et à la partie voisine de la gouttière vertébro-costale.

La face latérale gauche répond à la cavité pleurétique du même côté, la droite à la plèvre et au poumon droits et surtout aux organes occupant habituellement le médiastin, organes refoulés tous à droite. Le cœur est comme emboîté en partie dans la tumeur, et occupe de ce dernier côté la région correspondante opposée à la région précordiale.

A gauche, la plèvre a été le siège d'un épanchement abondant. Elle fait partie de la tumeur à son niveau, et présente partout une teinte jaunâtre et une surface lisse, sans traces de fausses membranes en aucun point. Partout elle est indurée et épaissie notablement. Le poumon, de ce côté, fait entièrement partie de la tumeur du médiastin. Il est aplati et ne crépite plus.

Le poumon droit, libre d'adhérences, excepté antérieurement et en haut, se trouve refoulé par la tumeur et les organes intermédiaires, le cœur surtout. Il remplit exactement l'espace où il est limité, c'est-à-dire le haut de la cavité thoracique droite, et en bas, ses portions externes et postérieures.

Le tissu de cet organe est sain et crépitant partout.

Au niveau de la tumeur, le péricarde lui est intimement uni ; il est un peu épaissi partout, lisse et poli à sa surface libre. Le cœur est incomplètement redressé, moins friable, pâle et exsangue.

Dans l'observation qui précède, nous voyons une tumeur localisée dans le médiastin et dont le développement entraîne d'un côté le refoulement du cœur vers la droite, de l'autre la compression du poumon gauche. Mais si la tumeur peut agir directement, comme dans le cas actuel, pour entraîner le déplacement du cœur, il se peut aussi que le néoplasme n'ait aucun rapport immédiat avec l'organe central de la circulation.

Une pleurésie cancéreuse avec un épanchement abondant peut se produire, qui refoule le cœur et le fixe suivant le mécanisme que nous avons essayé d'établir dans le chapitre antérieur.

Citons enfin, comme excessivement rares, les cas où le cœur est déplacé vers la droite à la suite d'épanchements dans le péricarde lui-même. Comme l'épanchement pleural, l'épanchement péricardique a pour effet d'abaisser la coupole diaphragmatique ; la séreuse se redresse, et le cœur, dont le grand axe à l'état normal est fortement oblique, devient plus ou moins vertical : il se rapproche ainsi de la ligne médiane, peut dans certains cas la dépasser, et se fixe dans cette nouvelle situation suivant le même processus que dans les pleurésies gauches. Le point de départ de l'inflammation seul diffère : dans un cas, l'inflammation est à point de départ péricardique ; dans l'autre, à point de départ pleural ou pulmonaire.

L'observation suivante, dont nous ne pouvons malheureusement donner qu'un compte rendu très sommaire, nous paraît unique. Elle a trait à une malade, âgée de trente ans, que M. Bamberger, en 1888, présenta à la Société médico-royale de Vienne, comme un cas de dextrocardie pure, sans transposition de viscères. En 1897, cette malade mourut. La nécropsie, pratiquée par MM. Pascheles et Palteuf, montra quelle était l'origine de cette ectopie :

OBSERVATION VII

(1° Compte rendu. *Semaine médicale*, 1888.)

Dans la séance du 6 février 1888, M. Bamberger présente un nouveau cas de dextrocardie pure sans transposition des viscères. La malade, âgée de vingt-deux ans, est atteinte, en outre, d'une insuffisance de l'aorte, consécutive à un rhumatisme articulaire.

(2° Compte rendu. *Semaine médicale*, p. 252, 1897.)

Dans la séance du 18 juin de la Société Império-royale de médecine de Vienne, MM. Pascheles et Palteuf ont relaté un cas d'ectopie du cœur qui avait été déjà présenté par M. Bamberger en 1888, comme un exemple de dextrocardie congénitale avec insuffisance aortique acquise. Cette observation concerne une femme âgée de trente ans, ayant subi dans sa douzième année une atteinte de rhumatisme avec troubles cardiaques consécutifs.

La malade succomba à l'asystolie. L'autopsie montra que les gros vaisseaux se trouvaient dans des conditions absolument normales, ce qui ne concordait pas avec l'hypothèse de l'origine congénitale de la dextrocardie. Le foie présentait une encoche profonde, dans laquelle était logée la pointe du cœur. Il s'agissait donc vraisemblablement d'une dextrocardie consécutive à un épanchement péricardique abondant, qui avait déplacé en bas le diaphragme, de sorte que le cœur n'était plus soutenu que par les gros vaisseaux, auxquels il était comme appendu. L'épanchement s'étant résorbé, le cœur s'était fixé en ectopie droite, et cette anomalie n'avait fait que s'accentuer au fur et à mesure de la croissance de la maladie.

Ce cas est pour nous instructif. Il nous montre une ectopie cardiaque consécutive à une péricardite. Ces faits sont très rares. Nous voyons enfin une dextrocardie diagnostiquée d'abord d'origine congénitale. Ce ne fut qu'à l'autopsie qu'on put en reconnaître la vraie nature. Nous aurons à revenir plus loin sur ce point essentiel.

CHAPITRE III

Dextrocardies consécutives aux affections de l'appareil pleuro-pulmonaire droit : Pleurésies. — Pneumonies. — Sclérose pulmonaire. — Bronchite chronique. — Mécanisme du déplacement. — Mécanisme de la fixation.

Ce n'est pas seulement à la suite des modifications de volume du poumon gauche que l'on peut voir des ectopies cardiaques droites. Les processus pathologiques dont le poumon droit est le siège jouent aussi leur rôle dans la genèse des dextrocardies. Toutes les lésions, en effet, qui peuvent amener une diminution de volume du poumon droit, sont susceptibles d'amener le cœur en ectopie droite.

Cette dernière classe de dextrocardies semble assez rare. Nous n'avons trouvé, dans nos recherches, aucun auteur ayant appelé sur elle l'attention d'une façon spéciale. MM. Raymond Tripier et Devic, parlant des modifications qu'amène la sclérose avec rétraction du poumon, dans la situation de la pointe, disent qu'on n'observe guère le fait que lorsqu'il s'agit du poumon gauche.

Les observations de dextrocardies consécutives à la sclérose du poumon droit sont, en effet, toutes récentes. La plus ancienne que nous ayons pu recueillir date de 1895, et si le diagnostic en a été si rarement fait, c'est que les auteurs, à notre avis, ont paru en méconnaître le mécanisme. Il n'est pas douteux, en effet, que souvent, dans de semblables cas, le diagnostic de dextrocardie congénitale ait été fait. Nous avons des observations où l'ectopie était diagnostiquée d'origine congénitale, et où cependant la nature des antécédents pulmonaires présentés par les malades, les signes cliniques auraient dû faire conclure à une ectopie de nature pathologique.

Il est vrai que les processus pathologiques que nous invoquons peuvent être plus ou moins insidieux. On sait avec quelle facilité les épanchements pleuraux se laissent tolérer. Le liquide peut se résorber à l'insu du malade. Tout semble rentrer dans l'ordre, et néanmoins des lésions graves sont venues altérer la plèvre et le parenchyme pulmonaire. Celui-ci s'est sclérosé, et dans quelques cas semble complètement atrophié. Le poumon ratatiné ne dépasse pas le volume des deux poings. La cavité pleurale a disparu. Les plèvres sont intimement accolées, et forment autour du poumon, une coque fibreuse, dont l'épaisseur dépasse parfois 2 centimètres.

On comprend que, dans de semblables cas, le vide créé par la rétraction du poumon tende à se combler ; et il se comblera aux dépens des organes voisins, le cœur et le poumon gauche, surtout quand la paroi thoracique sera, comme chez l'adulte, peu rétractile. Par suite de sa structure, de sa dilatabilité naturelle, le poumon, en devenant emphysémateux, a une tendance naturelle à remplir le vide qui l'attire. On le trouve, en effet, dans certains cas, considérablement augmenté de volume. Il arrive au delà du bord droit du sternum. Le cœur aussi subit l'influence de cette aspiration. Il est attiré d'un côté par le vide et poussé de l'autre par l'augmentation de volume du poumon gauche.

On conçoit que l'action qui revient à l'une et l'autre de ces causes varie avec la diversité des cas envisagés. Nous citerons, en effet, des observations où, en outre de la sclérose du poumon droit, on avait noté tantôt une pneumonie du lobe inférieur du poumon gauche, tantôt une pleurésie du même côté. Le déplacement du cœur sera d'autant plus considérable que la tension intra-pleurale sera plus forte.

Nous rapporterons d'abord les observations où la sclérose pulmonaire a été consécutive à une pleurésie.

OBSERVATION VIII

(Présentée à la Société des sciences médicales des Hôpitaux, le 15 janvier 1897, par M. Moulard-Martin).

Ectopie cardiaque droite.

D... Albert, vingt-trois ans, serrurier, est entré dans mon service à l'hôpital de la Charité, le 15 décembre 1896, salle Louis, n° 23. Il nous donne les renseignements suivants.

En décembre 1890. à la suite d'un travail pénible, alors qu'il était en pleine santé, notre malade a eu dans la journée plusieurs frissons, et un point de côté à droite au niveau du mamelon. Il a ressenti de la fièvre, de la perte d'appétit, mais il n'a pas interrompu son travail, il n'est pas entré à l'hôpital.

En 1891 (21 mai). il présente une première hémoptysie, non accompagnée de toux. Il va à la consultation de Wecker, d'où, faute de place, notre collègue Rendu le renvoie au bureau central qui le dirige sur l'hôpital Cochin.

Il y séjourne trois mois, et pendant les douze premiers jours aurait eu plusieurs fois par jour des hémoptysies. Le diagnostic est alors tuberculose pulmonaire et un traitement créosoté est institué.

Plus tard, il entre dans le service de M. Desnos, y séjourne quatre mois et quitte les salles pour retourner chez lui. Il est pris en ville d'un point de côté à la base du thorax à droite, et on lui conseille l'application d'un vésicatoire.

En 1891 (décembre), il entre à Saint-Antoine chez notre collègue Tapret. Il est soumis là à la suralimentation pendant six mois. A ce moment il toussait beaucoup et se plaignait de violentes douleurs thoraciques à droite.

En 1892 (5 octobre), après avoir repris quelque temps son travail, il revient dans le service de M. Tapret. A ce moment se place un long séjour à l'hôpital Saint-Antoine, où le malade est employé au laboratoire, tantôt chez M. Tapret, tantôt chez M. Hanot, On constate alors, et il constate lui-même (on l'avait initié à ces recherches) la présence des bacilles dans ses crachats.

Pendant ce long séjour, le traitement fut : suralimentation et créosote.

Il signale deux hémoptysies.

En 1884 (mai), il quitte l'hôpital Saint-Antoine, est réformé au Conseil de revision, et entre à l'hôpital Broussais (service de M. Barth).

En 1895, il est encore au mois d'avril chez M. Barth. Une otite moyenne suppurée se déclare, pour laquelle, le Dr Chatelier lui fit la trépanation de l'apophyse mastoïde. Presque en même temps se manifesta une sinusite maxillaire consécutive à l'ablation de la première grosse molaire gauche. Il rentrait à Broussais dans le même service, douze jours après l'opération, et y présenta pendant deux jours de suite une abondante hémoptysie. A cette époque, il éprouva des battements dans le côté droit, les signala à l'interne sans en parler à M. Barth. On ne paraît pas y avoir attaché d'importance à ce moment.

Il quitte Broussais en 1895.

En 1896 (juillet), il entre dans le service de M. Bouchard, alors suppléé, et son remplaçant diagnostique une ectopie cardiaque.

En octobre 1897, il revient à la Charité, est placé dans le service de notre regretté maître Constantin Paul. Là on diagnostique un anévrisme de l'aorte.

Il retourne voir M. Barth, après un court séjour à la Charité. Celui-ci aurait contraté une ectopie cardiaque.

C'est alors qu'il entre, en décembre, dans ma salle, et je recueille sur ses antécédents pathologiques personnels ou héréditaires les renseignements suivants :

Son père serait mort d'une tumeur du médiastin, sept ans après avoir reçu un coup de couteau dans la région costale gauche au voisinage de la pointe du cœur. La mère est bien portante, deux frères également. Une sœur est morte à trois ans, de méningite.

Personnellement, sauf une scarlatine à trois ans, on ne relève chez lui aucune maladie antérieure à 1890. Pas de syphilis.

Depuis longtemps il ressent des douleurs dans le côté droit de la poitrine, il éprouve une sensation de constriction dans la région sous-claviculaire droite. La douleur s'irradie légèrement dans le bras droit, dans la nuque et au niveau des insertions diaphragmatique. La percussion et la pression, la toux, l'éternuement, le baillement en augmentent l'intensité.

Le malade est amaigri, décoloré. Il tousse un peu, mais ne crache pour ainsi dire pas.

A l'inspection. — En avant, le thorax est aplati à droite, affaissé surtout dans sa partie supérieure, au niveau des trois premiers espaces intercostaux sur la partie latérale. Au niveau du troisième espace intercostal droit, on voit un double soulèvement qui paraît isochrone aux battements du cœur. Les troisième et quatrième côtes font une saillie légère par rapport à la région située au-dessus d'elles, qui est aplatie. Le deuxième battement s'accompagne d'un thrill. Cette même pulsation, mais sans thrill et plus faible, peut encore être perçue dans le troisième espace intercostal. A gauche, au siège normal des battements de la pointe du cœur, la palpation ne révèle aucun battement.

En arrière, on constate à droite une saillie un peu exagérée de l'angle postérieur des côtes et de l'omoplate. Dans l'intervalle des reliefs, il semble y avoir un certain degré d'affaissement. Rien de notable à gauche. D'aucun côté les vibrations thoraciques ne paraissent sensiblement modifiées.

La percussion permet de constater que, en avant et à droite, il existe une matité complète, depuis la clavicule jusqu'au bord des fausses côtes. Malgré la percussion la plus minutieuse, il est impossible de distinguer une différence entre la matité sous-claviculaire et la matité hépatique. La sonorité normale se retrouve au sommet des fausses côtes. A gauche, la sonorité est normale. Mais la matité précordiale normale ne se rencontre pas. On ne trouve, ni la disparition de l'espace de Traube, ni matité à ce niveau, qui pourrait faire penser que le foie est situé à gauche.

En arrière et à droite, la matité est d'autant plus marquée que l'on atteint la région de l'épine de l'omoplate où elle présente son maximum. La région sous-épineuse est mate. En arrière et à gauche, la sonorité ne paraît pas altérée.

L'auscultation des poumons indique : à droite, en arrière et dans toute la hauteur, une respiration très affaiblie, surtout à la base, soufflante au niveau de l'épine de l'omoplate, presque caverneuse, avec retentissement de la voix à ce niveau et pectoriloquie aphone. Du même côté, en avant, une respiration également très affaiblie. A gauche, en avant comme en arrière, la respiration paraît normale; notamment, on ne constate au sommet, de ce côté, rien de particulier.

La toux ne provoque en aucun point l'apparition, soit à droite, soit à gauche, de râles qui donneraient à penser à l'existence actuelle d'une caverne, notamment au point où, en arrière et à droite, se révèle la respiration si rude que j'ai signalée plus haut.

L'auscultation du cœur, que la matité générale du côté droit ne permet pas de délimiter, ne donne au siège normal de la pointe du cœur, à gauche, qu'une transmission lointaine et affaiblie des deux bruits du cœur. A droite, au contraire, au niveau du deuxième espace intercostal, à 2 centimètres environ du sternum, là où existe le double soulèvement, on perçoit le premier bruit, un souffle rude, et le second bruit.

Le souffle rude se modifie par la suspension respiratoire et disparaît.

Le souffle et le deuxième bruit se propagent vers les vaisseaux du cou, la clavicule droite et un peu la gauche ; en somme, dans toute la partie supérieure, ni retard appréciable, ni inégalité des deux pouls radiaux.

Il est impossible de déterminer réellement les foyers d'auscultation des orifices tricuspidien et pulmonaire et même celui de la pointe.

Le malade sortit du service le 15 janvier, il y rentrait le 2 mars, il y mourait le 29 du même mois.

Diagnostic à une nouvelle entrée : congestion pulmonaire du côté gauche, probablement de nature tuberculeuse, avec soufflement, dyspnée.

Pas de modification pour ce qui est relatif au cœur et à son ectopie.

Autopsie. — A l'ouverture du thorax, on voit que le cœur a été simplement attiré à droite, ainsi que les vaisseaux de la base, sans aucun mouvement de rotation ou de torsion. La pointe correspond exactement au bord gauche du sternum, au niveau du quatrième espace intercostal. Son volume est normal. Le péricarde a contracté avec la plèvre pariétale droite quelques adhérences filamenteuses au niveau de la quatrième côte. Le poumon droit est réduit au volume des deux poings, le gauche, très augmenté de volume, recouvre la partie gauche du cœur dévié. Il est farci de noyaux de broncho-pneumonie nettement tuberculeux, surout au sommet, mais il en présente aussi dans toute sa hauteur et pèse 120 grammes.

Quant au poumon droit, afin de pouvoir examiner d'une façon

très précise ses rapports avec la plèvre, je décortique la plèvre pariétale de façon à avoir le sac pleural, ou ce qui le représente dans son entier. Je constate alors que, sauf en avant, la cavité a complètement disparu. Les deux feuillets sont accolés et forment autour du poumon, en arrière, et sur les côtés et en haut, une coque épaisse de 2 centimètres environ ainsi que le démontre la coupe.

Sur la section on constate une dilatation bronchique locale : les tuyaux bronchiques indurés et épaissis restent béants et saillants sur la coupe. Au sommet existent deux petites cavités qui ne sont pas d'une façon certaine tuberculeuses ; mais à la base et sous la plèvre on trouve une petite masse nettement tuberculeuse que la coupe a sectionnée. Diverses coupes parallèles présentent le même aspect.

Le péricarde ne contient pas de liquide. Le cœur n'est altéré ni dans sa fibre ni dans ses orifices.

L'estomac présente un aspect très particulier, il est allongé verticalement, descend jusqu'à moitié distance entre l'épine iliaque antérieure et supérieure et le pubis, puis il se coude et remonte obliquement, formant un angle de 45 degrés, et le pylore se trouve situé près de l'ombilic, un peu au-dessus. Tout l'organe est très dilaté et contiendrait plusieurs litres de liquide si on l'emplissait. La muqueuse ne présente aucune altération, outre des hémorragies sous-muqueuses et intra-muqueuses sans ulcération.

Les reins sont congestionnés et pèsent : le droit, 110 grammes. Le gauche 160.

Le foie est gros, mais paraît normal. Il pèse 4200 grammes.

En résumé, cette observation nous permet de saisir le mécanisme de la déviation du cœur. Les conclusions de M. Bard sont confirmées. De même que dans les ectopies consécutives aux pleurésies gauches, le cœur s'est déplacé en masse parallèlement à son axe. L'ectopie est consécutive à une pleurésie tuberculeuse ayant amené la sclérose du poumon droit. Le cœur est maintenu en place par des adhérences qui relient le péricarde et la plèvre. Dans le cas actuel, une dilatation bronchique très accentuée avait simulé pendant longtemps des lésions de bacillose cavitaire.

La deuxième observation a fourni l'objet d'une communication faite par M. le professeur Lépine, le 26 mai 1899 à la Société médicale des Hôpitaux de Paris. Elle a trait à une dextrocardie consécutive à la sclérose du poumon droit chez une malade syphilitique et ayant eu une ancienne pleurésie droite.

OBSERVATION IX

(Bulletin et Mémoire de la Société médicale des Hôpitaux 26 mai 1899.)

Femme de quarante ans, ayant eu un premier enfant vivant, puis deux fausses couches, l'une à sept mois et l'autre à huit mois. Le mari est mort de bronchite chronique. Sauf un rhumatisme il y a dix-huit ans, elle s'était toujours bien portée quand, il y a neuf ans, a commencé à apparaître un affaissement du nez. lequel présente actuellement le type du nez en lorgnette, de Tournier.

Il y a cinq ans, maladie grave du côté droit de la poitrine, pour laquelle elle a été soignée pendant trois mois à l'Hôtel-Dieu et que le chef de service a qualifiée de pleurésie. Depuis elle n'a cessé de tousser, elle a eu des hémoptysies, des vomissements après la toux, de l'amaigrissement. Bien que la toux ait persisté sans interruption depuis cette époque, elle se portait bien l'été et pouvait travailler, mais la maladie progressant, elle a dû suspendre tout travail depuis six mois, et les jambes sont récemmeut devenues enflées.

A son entrée, énorme orthopnée, anasarque légère, albuminurie assez considérable. La poitrine est rétractée à droite : ce côté est mat, soit en avant, soit en arrière. En avant, on voit des mouvements ondulatoires, isochrones aux battements du pouls, dans les espaces intercostaux, à droite du sternum. La palpation, la percussion et l'auscultation démontrent que le cœur est tout entier à droite de la ligne médiane.

Outre les deux bruits du cœur, qui sont bien frappés, on perçoit nettement un léger bruit présystolique (galop). En haut, en arrière et latéralement à droite, les vibrations vocales sont exagérées; au sommet on entend un souffle caverneux avec gargouillement, latéralement un souffle tubaire, nulle part à droite on ne perçoit le murmure vésiculaire.

A gauche, en avant, sonorité parfaite; à l'auscultation râles muqueux. En arrière et à gauche, matité assez étendue avec souffle tubaire. Crachats purulents abondants renfermant le diplocoque de Talamon, mais pas de bacille de Koch. Un peu de fièvre.

Diagnostic clinique. — Ancienne syphilis. Ancienne pleurésie droite, avec rétraction du cœur à droite, cavités au sommet droit, pneumonie gauche.

Autopsie. — La malade est morte la nuit suivante et l'autopsie a pleinement confirmé le diagnostic précédent. Il est à noter qu'après l'ablation du sternum, on a trouvé le cœur beaucoup moins à droite que pendant la vie, ce qui s'explique par l'affaissement du poumon gauche *post mortem*. Ainsi qu'on l'avait pensé pendant la vie, il a conservé son obliquité naturelle et se trouve seulement plus à droite qu'à l'état normal. Ce nouveau cas confirme la description qu'a donnée M. le professeur Bard de Lyon, de la position du cœur déplacé à droite.

Ce poumon est d'ailleurs volumineux, et il présente en arrière une hépatisation d'un volume supérieur à celui des deux poings; poids, 1050 grammes.

Le poumon droit est réduit à un très petit volume. Il est intimement uni à la paroi thoracique par des adhérences excessivement dures et épaisses de plus de 1 centimètre, qu'on est obligé de sculpter pour extraire le poumon. Au sommet de ce dernier, on trouve deux points crétacés et deux cavités du volume d'une noix à parois parfaitement lisses qui communiquent largement avec des bronches très dilatées. L'examen minutieux montre que ces cavités ne sont que des dilatations des extrémités bronchiques.

Une coupe faite transversalement du hile à la périphérie du poumon, décèle de plus l'existence de grandes travées fibreuses entourant les bronches. Le cœur renferme des caillots agoniques. Le myocarde est sain.

Les reins sont très gros, du poids de 210 et 260 grammes. La substance corticale épaisse, de couleur jaunâtre pâle, paraît atteinte au premier abord de dégénération amyloïde, mais la réaction avec l'iode fait défaut.

L'observation suivante a trait à un malade dont le cœur a été attiré à droite, à la suite d'une sclérose pulmonaire d'origine pleurogène :

OBSERVATION X

(Recueillie dans le service de M. Bernhein, professeur à la Faculté de médecine de Nancy et publiée par Garnier dans la *Presse médicale*, 1899.)

Dextrocardie. — Autopsie.

M..., manœuvre, âgé de cinquante ans, entre le 10 mars 1898 à l'hôpital de Nancy.

Service militaire au moment de la guerre. Cicatrices de coups de sabre sur la figure. Pas de maladie à ce moment. Ce n'est qu'un peu après qu'il aurait eu, à ce qu'il raconte, une fluxion de poitrine avec point de côté persistant. Il ne se rappelle plus de quel côté était ce point.

Depuis vingt ans, il tousse et crache beaucoup, s'essouffle facilement. Habitudes alcooliques.

Actuellement, il est indisposé depuis cinq jours. Il a eu plusieurs frissons, il a ressenti un point douloureux au côté gauche, s'est alité. Diarrhée, perte d'appétit.

État actuel. — Constitution moyenne, tempérament sanguin. Face rouge et vultueuse. Les temporales sont sinueuses.

Sur la figure et le thorax, cicatrices de coups de sabre ou de coups de couteau. Thorax bien conformé, un peu dilaté à gauche. Lorsqu'on fait asseoir le sujet, on remarque qu'il porte l'épaule gauche plus haute que la droite, laquelle semble un peu affaissée. Reliefs musculaires du côté droit sont moins nets.

La malade porte d'habitude des fardeaux sur l'épaule gauche qui est plus forte.

La température, le 10 au soir, est de 39 degrés ; le pouls à 106. Le 11 au matin, 37°8 ; le pouls 112.

Pouls petit, irrégulier, inégal, dépressible. La respiration est à 24, assez calme. Type costo-abdominal. Le côté gauche se soulève beaucoup plus que le droit.

Côté gauche du thorax bombé.

Les crachats sont verdâtres, séro-spumeux, d'aspect gommeux.

A la percussion, on note : en avant, son ample, profond, tympanique sous la clavicule gauche, se continuant jusqu'au quatrième espace. A partir du troisième espace, le son est moins ample et moins tympanique, surtout vers l'aisselle.

Au septième espace, sonorité stomacale jusqu'à l'ombilic.

A droite, sous la clavicule, son clair, moindre qu'à gauche et surtout moins ample, un peu métallique. Aux deuxième et troisième espaces, son clair, moins ample. Au quatrième espace, submatité, surtout vers la partie externe ; au-dessous, matité complète jusqu'au rebord costal.

A l'aisselle droite, matité aux quatrième, cinquième, sixième espaces intercostaux.

La pointe du cœur ne se sent pas du côté gauche ; vers l'épigastre, on commence à percevoir la pulsation cardiaque, qui a son maximum à droite, vers l'aisselle, au cinquième espace, à un travers de doigt en avant du rebord axillaire antérieur, un peu au-dessous d'une ligne horizontale passant par le mamelon.

A l'auscultation, on entend :

Une respiration nette en avant, humée et faible à partir du quatrième espace à droite.

A gauche, la respiration est nette dans toute la hauteur.

Les bruits du cœur s'entendent avec le maximum d'intensité du côté droit, un peu en dedans et au-dessous du mamelon.

Le deuxième bruit paraît avoir son maximum plus en dehors. Les bruits sont un peu lointains, sans souffle notable. En arrière, on trouve en percutant : de la matité dans toute la fosse sus-épineuse droite, surtout à sa partie externe, et au-dessous une matité complète jusqu'à la base. A gauche, sonorité dans la fosse sus-épineuse et dans la fosse sous-épineuse où elle va en diminuant vers la base. Submatité dans les quatre derniers espaces. Légère sonorité à la région supérieure de l'espace interscapulaire. A l'auscultation, on entend à droite de la respiration soufflée dans la fosse sus-épineuse, se continuant dans la fosse sous-épineuse. Souffle en O jusqu'à la base sans aucun râle. Bronchophonie. On perçoit les vibrations thoraciques.

A l'aisselle droite, même souffle plus lointain, sans râles.

A gauche, au sommet, respiration soufflée, ainsi que dans la fosse sous-épineuse.

Le souffle est moins intense qu'à droite et à timbre plus élevé. Il se continue vers l'aisselle.

A la base, respiration soufflée avec bouffées de râles sous-crépitants. Bronchophonie.

Langue blanche. Anorexie. Diarrhée. Urines foncées en couleur. Léger louche albumineux.

Agitation. Rêve pendant la nuit. Un peu de tremblement alcoolique. Extrait thébaïque. Ventouses sèches.

Diagnostic. — Pneumonie grippale du lobe inférieur et moyen à droite, avec congestion de la base gauche. Quant à la dextrocardie, on hésitait entre un déplacement congénital et un refoulement consécutif à une affection antérieure.

Le malade meurt dans le délire.

Cyanose. Suffocation.

Autopsie. — A l'ouverture du thorax, on n'aperçoit pas de lame pulmonaire à droite. Tout ce côté du thorax est occupé par le cœur revêtu de son péricarde, mais la pointe est tournée à gauche, en bas et en avant, et correspond à la partie inférieure du sternum.

Le poumon gauche, très développé, empiète fortement sur la partie droite et recouvre en partie le bord gauche du cœur et la base de cet organe. Il est limité à droite par une ligne oblique de haut en bas et de droite à gauche, dont la partie supérieure correspondrait environ au tiers externe de la clavicule droite, l'extrémité inférieure se trouvant un peu à gauche du bord sternal.

La partie supérieure de cette lame pulmonaire est très emphysémateuse et s'affaisse sous le doigt, tandis que la partie inférieure est d'un rouge violent, congestionnée et dure. De plus, il existe des adhérences entre les deux feuillets de la plèvre, surtout vers la base, sans trace d'exsudat. Une fois le péricarde incisé, on constate que l'oreillette droite est en contact avec la paroi thoracique, ainsi que l'origine de l'aorte, et toutes deux correspondent à l'endroit où on avait senti sur le vivant un choc que l'on avait pris pour celui de la pointe, c'est-à-dire au niveau du cinquième espace intercostal, en regard du rebord axillaire antérieur.

Le cœur est presque horizontal et son grand axe est beaucoup plns incliné à droite que normalement.

Le poumon gauche est sorti de la cage thoracique pour que l'on puisse examiner la situation des gros vaisseaux, de la trachée et des bronches.

Ce poumon est très augmenté de volume et mesure au lobe inférieur environ 25 centimètres de hauteur sur 16 de largeur et 10 centimètres d'épaisseur antéro-postérieure. Tout ce lobe est hépatisé, et l'on constate à la coupe des zones d'hépatisation rouge et des plages d'hépatisation grise commençante. La partie supérieure est emphysémateuse et sèche à la coupe. Pas de tubercules.

La trachée est complètement déviée à droite de la colonne

vertébrale, à sa partie inférieure, et la bronche primitive droite et moins volumineuse que la gauche.

La crosse de l'aorte est légèrement abaissée et sa courbure et moindre que normalement. Elle s'est en quelque sorte déroulée pour suivre le mouvement du cœur vers la droite, de sorte quelle paraît allongée. L'aorte thoracique, dans sa portion supérieure, est oblique de haut en bas et de droite à gauche sur un trajet assez long.

La carotide primitive gauche et la sous-clavière sont très obliques en haut et à gauche, dans leur trajet intra-thoracique.

Le poumon droit, appendu à une bronche diminuée de calibre et irriguée par des vaisseaux insignifiants, apparaît complètement atrophié et sclérosé. Il mesure 11 centimètres de haut sur 7 centimètres de large et 3 centimètres d'épaisseur.

En le sectionnant, on trouve çà et là, dans un tissu fortement fibreux, quelques ouvertures béantes appartenant aux grosses bronches, mais nulle part d'alvéoles ni de vaisseaux importants. La plèvre, très épaissie et faisant corps avec le pédicule pulmonaire, mesure un demi-centimètre au moins d'épaisseur.

Le thorax vidé de son contenu apparaît asymétrique, et la distance qui sépare le milieu de la colonne vertébrale de la partie la plus distante de la première côte est, en ligne droite, de 8 cm.50 seulement à gauche, tandis qu'à droite elle atteint 12 centimètres.

Il y a un léger degré de scoliose à concavité droite occupant les première, deuxième et troisième vertèbres dorsales; par contre, les corps des quatrième et cinquième dorsales forment une légère concavité tournée vers la gauche.

Le cœur a un volume normal, mesurant 11 centimètres de long sur 11 de large. Pas de lésions valvulaires, ni d'altération du myocarde.

L'aorte présente quelques plaques d'athérome dans sa portion thoracique inférieure.

Foie et rate normaux. Reins congestionnés avec capsule adhérente par places.

Le cas de Garnier nous montre donc un alcoolique porteur d'un cœur déplacé à droite à la suite d'une sclérose ancienne qui avait complètement atrophié le poumon droit.

Cette sclérose est vraisemblablement consécutive à une pleurésie, car c'est ainsi qu'il faut interpréter la fluxion de poitrine que le malade aurait eu dans le temps et qui lui avait laissé de la toux et de l'oppression persistantes. La déformation peu marquée plaide encore en faveur de cette hypothèse. La pleurésie est survenue à l'âge adulte, au moment où le thorax n'est plus guère rétractile, c'est pourquoi il n'a suivi qu'avec peine le mouvement de retrait du poumon. Le vide a été comblé par le cœur qui a été attiré à droite, et par le poumon gauche emphysémateux, que nous avons vu empiéter sur le côté droit. A côté de ces trois cas suivis de nécropsie, nous citerons une observation où le diagnostic de dextrocardie consécutive aux lésions précédemment indiquées, fut posé seulement pendant la vie.

OBSERVATION XI

(*Bulletin et mémoire de la Société médicale des hôpitaux de Paris*, 1897, M. L. H. Petit.)

Ectopie cardiaque consécutive à une pleurésie droite.

Je fus appelé le jeudi 25 février auprès d'un homme de soixante-deux ans, pour une affection des voies respiratoires qu'on me dit être une bronchite, et, de fait, le crachoir que je vis sur la table était à moitié rempli de crachats muco-purulents recouverts d'une couche de mousse assez épaisse.

A l'examen de la poitrine, je fus surpris de trouver en avant et en arrière une sonorité complète dans toute l'étendue de la moitié gauche de la poitrine et une matité tout aussi complète, absolue dans certains points, moins marquée dans d'autres, dans la moitié droite. Je crus d'abord qu'il existait une pleurésie méconnue, mais à l'auscultation, le murmure respiratoire était perçu dans toute la moitié gauche et imperceptible dans toute la moitié droite, nulle part d'égophonie; râles humides d'intensité variable, diminués à gauche, mélangés de sifflements, ronchus. Pas de gargouillements ni de signes cavitaires en aucun point. Les vibrations thoraciques de la voix sont très diminuées à droite, exagérées à gauche.

En avant la matité cardiaque n'existait pas à gauche, et à droite la matité sternale se continuait dans toute l'étendue du thorax, plus ou moins marquée jusqu'à la clavicule, et en bas la matité du foie se confondait avec celle du thorax. Les ondulations de la paroi thoracique déterminées par les mouvements du cœur sont nulles à gauche, peu marquées mais assez étendues à droite du sternum. Les espaces intercostaux sont un peu rétractés, surtout vers la base à droite.

Les battements du cœur s'entendent dans toute la poitrine, plus marqués en arrière qu'en avant, où ils paraissent séparés de la paroi thoracique par une lame de tissu assez épaisse. Je n'ai pas perçu de bruit de souffle au cœur. Lorsque je voulus trouver la pointe, ce ne fut pas sans quelque difficulté, à cause de son éloignement vers la profondeur et de ses battements sourds que je parvins à localiser. Son siège pour l'auscultation et la palpation à 2 centimètres environ à droite et au-dessus de la base de l'appendice xiphoïde, dans le quatrième espace intercostal.

Le pouls était petit, faible, un peu irrégulier, rapide, battant 120 à la minute. La température des derniers jours oscillait entre 37°6 et 38°5. Le malade respirait difficilement et restait toujours assis dans son lit, à peine un peu couché sur le dos.

J'appris que le malade avait eu, il y a environ un an, une pleurésie droite, pour laquelle on avait mis un vésicatoire et, qui depuis passait pour être guérie, et on envoyait uniquement le malade à Menton, pour une bronchite consécutive à une laryngite.

Le malade ne se doutait nullement qu'il avait un déplacement du cœur. Je vis, d'après une ordonnance qui me fut remise, qu'un médecin allemand, consulté en cours de route, avait prescrit de la digitale, mais d'ailleurs sans parler de maladie de cœur. Toutefois, le malade avait de temps en temps des vertiges, et depuis quelques jours craignait de se trouver mal et de mourir, aussi n'osait-il plus quitter son lit, dans lequel il restait assis à cause de la difficulté à respirer, ni faire le moindre mouvement.

J'appris aussi que le malade avait eu la syphilis une vingtaine d'années auparavant, et que, sur les conseils d'un médecin de son pays, il prenait assez habituellement, depuis son départ, c'est-à-dire depuis deux mois environ, 1 gramme d'iodure de potassium par jour.

M'étant assuré qu'il ne s'agissait pas d'une inversion de viscères, le foie et la rate étant parfaitement à leur place normale, je pensai que la pleurésie avait provoqué la formation d'une grande quantité de fausses membranes, qui en se rétractant avaient peu à peu attiré le cœur de gauche à droite et un peu en arrière.

Je pensai aussi que la syphilis pouvait n'avoir pas été indifférente dans cette production de fausses membranes et dans cette sclérose péri-pulmonaire, et en conséquence je prescrivis de doubler la dose d'iodure de potassium, et de faire sur la partie droite du thorax une friction avec 4 grammes d'onguent napolitain : je fis aussi continuer la digitale.

J'emportai les crachats pour les examiner, et je dirai immédiatement, pour n'y plus revenir, qu'ils ne contenaient aucun bacille tuberculeux, mais des staphylocoques et des pneumocoques.

Je revis le malade deux jours plus tard, son état n'avait pas sensiblement changé, mais il avait été ramené un peu par mes explications qui lui paraissaient d'accord avec son impression personnelle.

Je fis continuer le traitement et nous prîmes rendez-vous pour le mardi suivant ; mais le lundi je fus appelé en toute hâte auprès du malade qui venait de tomber en syncope.

A 9 heures, après avoir mangé une forte portion de saumon, sauce verte, il avait éprouvé le besoin d'aller à la garde-robe, et c'est en faisant des efforts de défécation. que la syncope s'est déclarée.

Lorsque j'arrivai, le malade n'avait pas repris connaissance, il respirait bruyamment, la face vultueuse et en sueur, et je crus d'abord qu'une embolie partie du cœur avait produit une hémiplégie. Mais mon attention fut attirée par un singulier phénomène, à savoir un mouvement de rotation de la tête, de gauche à droite, répété à peu près à chaque seconde et déterminé par la contraction clonique du sterno-cléido-mastoïdien droit. Il restait aussi une contracture des membres du même côté. Les battements du cœur n'étaient pas modifiés. Le lendemain, le malade mourut.

J'appris qu'au mois de septembre précédent, le malade avait eu une petite attaque analogue, et que, depuis lors, la contracture clonique dont je viens de parler s'était manifestée et persistait, mais à peine visible parfois, car je ne l'avais pas remarquée au cours des deux visites que j'avais faites.

Ces phénomènes m'ont porté à croire qu'il existait dans l'hémisphère cérébral gauche un foyer syphilitique devenu, finalement, le point de départ d'une apoplexie qui avait causé la mort.

Pas d'autopsie.

Chez les quatre malades dont nous venons de rapporter l'observation, l'on a pu constater qu'une pleurésie droite, était signalée dans leur histoire. Il est des cas où le processus qui a amené la sclérose est complètement passé inaperçu. Le cœur est plus ou moins fixé à droite, et quand on découvre cette ectopie, que le malade ignore le plus souvent lui-même, on est tout naturellement porté à en affirmer la nature congénitale. L'examen clinique démontre pourtant chez ces malades des signes de pleurésie ancienne. L'observation que M. Fernet communique à la Société médicale des hôpitaux dans l'année 1896 en est un exemple. Cette observation est pour ainsi dire semblable à celle de Moulard Martin (*Bulletin de la Société médicale des hôpitaux de Paris*, 1899). (Obs. VIII) que nous avons précédemment donnée. Dans cette dernière, c'est à la suite d'un processus pathologique dont on a suivi l'évolution, que l'on a vu le cœur refoulé se fixer à droite de la poitrine. Les constatations nécropsiques sont ensuite venues confirmer le diagnostic clinique. Dans les cas qui vont suivre, c'est l'étude symptomatique seule qui permettra de dire la nature de l'ectopie. D'une identité de symptômes on peut souvent déduire une identité de lésions.

OBSERVATION XII

(*Bulletin et mémoire de la Société médicale des hôpitaux de Paris*, 1896, M. Fernet.)

Un cas d'ectopie cardiaque sans inversion des viscères.

Le nommé M... Henri, âgé de vingt ans, tailleur, avait été soigné une première fois dans mon service pour une albuminurie grave avec urémie, dont il est aujourd'hui à peu près complètement guéri, après une durée de six ou sept mois.

Il est revenu dans mon service depuis le 11 novembre 1896, pour une adénite inguinale, probablement bacillaire. Mais ce n'est pas de ces maladies que j'ai à vous entretenir. Je ne veux appeler votre attention que sur la dextrocardie dont il est atteint et qui constitue une infirmité très ancienne, sinon congénitale, et en discuter devant vous la pathogénie.

L'examen du cœur par les procédés physiques d'exploration permet aisément d'établir que cet organe est situé dans le côté droit du thorax et qu'il y occupe une position sensiblement symétrique de celle qu'il devrait occuper à gauche ; la pointe est perceptible dans le quatrième espace intercostal droit, en dedans du mamelon; l'aire de matité, qui se confond en bas avec celle du foie, semble, par ailleurs, d'étendue ordinaire, et les bruits du cœur paraissent tout à fait normaux. En somme, chez cet individu, le cœur serait à droite au lieu d'être à gauche et, pour cet organe, c'est le seul changement qu'on aurait à relever; il n'y a, en effet, aucun trouble fonctionnel et le malade ignore l'existence de ce déplacement.

L'examen physique du thorax montre que tandis que le côté gauche de la poitrine offre à la percussion une sonorité normale ou même exagérée, à la palpation des vibrations thoraciques bien développées, à l'auscultation des bruits respiratoires amples et même puérils, le côté droit au contraire présente à la percussion une diminution notable de la sonorité, allant jusqu'à la submatité et même, par place, à la matité grave, à la palpation des vibrations thoraciques diminuées; enfin, à l'auscultation une diminution du bruit respiratoire; en arrière, de la respiration rude dans la fosse sus-épineuse, et un souffle à timbre creux dans la moitié supérieure de la fosse sous-épineuse. L'oreille perçoit, en outre, quelques râles sous-crépitants, surtout en avant.

Le soupçon de tuberculose doit être écarté en raison de l'absence de tout trouble fonctionnel, de tout trouble général, et aussi de l'absence de bacilles dans les crachats. Enfin, l'inspection et l'amplexion du thorax permettent de constater facilement une déformation de la poitrine, consistant en un affaissement, je dirais presque un effondrement total du côté droit, avec abaissement de l'épaule, représentant exactement ce que l'on observe à la suite de certaines pleurésies avec épanchement.

On trouve chez notre individu une déformation typique absolument semblable à celle qui est figurée dans le *Traité d'auscultation* de Laënnec, à propos des suites de pleurésie.

Dans les observations que nous venons de rapporter, dans celles surtout qui ont été suivies d'un compte rendu nécropsique, l'on a pu voir que l'ectopie du cœur semblait liée à un certain nombre de lésions de l'appareil pleuro-pulmonaire sensiblement les mêmes. Celles-ci comprennent :

1° La sclérose du poumon droit. On avait alors noté fréquemment pendant la vie des signes cavitaires ou pseudo-cavitaires liés à de la dilatation bronchique.

2° La symphyse pleurale. Les plèvres sont en effet accolées, unies à la paroi thoracique et au médiastin par des adhérences solides, et forment autonr du poumon une coque épaisse de plusieurs centimètres.

3° Le poumon gauche est augmenté de volume, emphysémateux.

A ces trois lésions sont liées les trois causes qui déplacent le cœur et rendent définitive son ectopie.

A la rétraction du poumon droit correspond en effet une aspiration vers la droite du médiastin ;

A l'emphysème du poumon gauche, une poussée de gauche à droite qui doit aider au déplacement du cœur ;

A la pleurésie adhésive, la fixation de l'organe.

Les auteurs des précédentes observations font des scléroses pulmonaires qu'ils ont constatées des scléroses d'origine pleurale. Celles-ci sont diffuses. Le poumon est réduit dans des proportions extrêmes, il est ratatiné, collé contre le médiastin et le rachis, ou remonté au sommet de la cavité thoracique. Sur une coupe on traverse difficilement les feuillets pleuraux symphysés, qui ont parfois une consistance cartilaginiforme. Le parenchyme pulmonaire est cloisonné par des tractus fibroïdes minces ou larges, en continuité directe avec les bandes fibreuses de la plèvre. Il apparaît pâle, flasque, exsangue car, à la pneumonie chronique interstitielle atrophique s'adjoint toujours un degré avancé de collapsus pulmonaire.

D'autres causes peuvent être incriminées dans la genèse des scléroses pulmonaires. Les deux principales sont la syphilis et la tuberculose primitive du poumon.

Dans les cas que nous avons cités, nous avons vu déjà la syphilis signalée dans les antécédents pathologiques de plusieurs malades. M. Lépine, dans l'observation qu'il rapporte, signale la périchondrite spécifique. Chez le malade de M. Petit, la syphilis est aussi notée. Des déformations secondaires considérables peuvent en effet faire suite aux lésions primitivement localisées sur l'organe. Rappelons d'abord que l'unilatéralité des lésions a été considérée comme un des caractères les plus importants de la syphilis du poumon. C'est sur le poumon droit en effet que les lésions gommeuses, scléro-gommeuses se localisent de préférence. Par une fonte des matières nécrosées, une gomme peut s'évacuer et laisser des cicatrices étoilées, plissées, fibroïdes, qui ratatinent le poumon et en amènent la diminution fonctionnelle. Les lésions scléro-gommeuses peuvent aboutir aux mêmes conséquences. Hâtons-nous de dire que nous n'avons pas trouvé d'observation où la syphilis du poumon puisse seule être mise en cause pour expliquer le mécanisme de l'ectopie.

Par contre les trois espèces de lésions que nous avons précédemment indiquées sont souvent de nature tuberculeuse et, dans les cas qui vont suivre, c'est à la bacillose primitive du poumon que l'on doit rattacher la cause de l'ectopie.

Comme on le verra, ces bacilloses ont évolué avec une extrême lenteur. Dans le cas de M. Barbier, nous voyons un malade âgé de vingt-huit ans qui tousse depuis l'age de dix-sept ans. Dans la première de nos observations l'on voit un malade âgé de soixante-cinq ans chez lequel une attaque d'influenza, prise à l'âge de cinquante-huit ans, met en évidence une bacillose probablement latente, qui tousse, crache depuis cette époque et chez lequel l'on trouve le poumon droit creusé de cavernes. Dans la deuxième de nos observations, nous voyons aussi un malade âgé de trente et un ans, qui à seize ans a des hémoptysies, et qui depuis cette époque est considéré comme bacillaire.

C'est par suite de la longue évolution de ces lésions pulmonaires qu'il nous est impossible de faire remonter à une date exacte le début de l'ectopie. De plus, souvent dans ces cas c'est une circonstance toute fortuite qui amène la découverte du cœur dans sa situation anormale. Les malades viennent à l'hôpital ou font appeler le médecin pour de tout autres raisons que leur déplacement du cœur. Ils toussent, crachent se plaignent de palpitations, rarement ils se sont aperçus de leur dextrocardie. Il est donc intéressant de noter dans ces cas-là l'extrême tolérance des déviations cardiaques permanentes.

Ce fait est encore important à noter au point de vue

du diagnostic de l'origine de la dextrocardie. On comprend que chez un malade où les lésions pulmonaires se manifestent par des symptômes encore peu accusés, chez lequel on trouve le cœur à droite, souvent l'on puisse faire en effet le diagnostic erroné de dextrocardie congénitale. Et il n'est pas douteux qu'un certain nombre de cas publiés sous la dénomination d'ectopie congénitale puissent rentrer dans la catégorie des déplacements du cœur consécutifs à la tuberculose chronique du poumon droit.

C'est dans l'accolement du péricarde et de la plèvre médiastine, dans la transformation du tissu cellulaire du médiastin en tissu cicatriciel rétractile que réside ici la pathogénie de l'ectopie. Le cœur est attiré vers la droite par le même mécanisme que se produit l'affaissement de la paroi thoracique. Remarquons, en effet, combien ce symptôme est fréquemment signalé dans le tableau clinique des malades à cœur fixé à droite. Il est l'expression fidèle des phénomènes qui se passent au niveau du médiastin. Dans le poumon atteint de lésions bacillaires avancées, où la sclérose est plus ou moins diffuse, la tension intra-pulmonaire n'est plus suffisante pour faire équilibre à la pression atmosphérique, et cette rupture dans l'équilibre des tensions amène mécaniquement l'affaissement de la paroi thoracique, lorsque les plèvres, toujours atteintes dans la bacillose, sont unies par des adhérences solides à la paroi. Nous invoquons le même mécanisme pour expliquer le déplacement du cœur. Le médiastin, en effet, est soumis, comme la paroi thoracique, à l'influence de la pression atmosphérique qui est intégralement transmise par le poumon gauche dilaté. Sous son action le cœur est refoulé vers la droite, la plèvre médiastine étant intimement accolée au feuillet du péricarde.

Tels sont les phénomènes mécaniques produits par les lésions précédemment constatées. Celles-ci forment une sorte de syndrome anatomique que l'on peut résumer ainsi :

Sclérose du poumon droit ;

Pleurésie adhésive ;

Emphysème du poumon gauche.

Nous ferons suivre ces quelques considérations pathogéniques de trois observations, dont deux inédites, recueillies l'une dans le service de M. le professeur agrégé Pic, médecin des hôpitaux (Hospice du Perron), l'autre dans le service de M. Chappet, médecin des hôpitaux (Hôtel-Dieu, salle Saint-Bruno).

La première fournit le sujet d'une communication faite à la Société des sciences médicales de Lyon, par notre maître, M. le professeur Pic, le 23 juin 1897, et intéressante à plusieurs points de vue. Pour la première fois, en effet, nous voyons noté un signe important dans le diagnostic de la dextrocardie de cause pathologique, à savoir : « l'invariabilité des limites de la matité cardiaque dans les diverses positions du malade ». Dans le chapitre du diagnostic, nous montrerons d'une façon particulière la valeur que peut avoir ce signe dans le diagnostic de la nature de l'ectopie.

L'examen radiographique et radioscopique du malade fut aussi pratiqué. M. le professeur Pic fit remarquer que si ces exameus sont utiles, parfois, ils n'ajoutent guère d'habitude aux données de la clinique.

OBSERVATION XIII (inédite).

(Hospice du Perron. Salle Sainte-Jeanne.
Service de M le professeur agrégé Pic.)

Ectopie cardiaque, consécutive à une sclérose bacillaire du poumon droit. Autopsie.

Antécédents héréditaires. — Père mort de dysenterie à soixante-quatre ans.

Mère morte avec hémiplégie gauche survenue à cinquante-deux ans.

Trois frères et une sœur.

La sœur est morte à dix-neuf ans. Elle présentait des crises convulsives, sur la nature desquelles on ne peut être fixé. Deux frères morts d'affection inconnue.

Un frère encore vivant et bien portant.

Antécédents personnels. — Bonne santé durant toute sa jeunesse. Variole à l'âge de quatre ans. Conjonctivite prolongée de trois ans, jusqu'à l'âge de neuf ans. Un peu d'alcoolisme dans son adolescence.

Pas de syphilis.

Marié à l'âge de trente-cinq ans, a eu cinq enfants (à signaler un avortement à six mois). Deux enfants morts, l'un de la diphtérie, l'autre en nourrice, en bas âge. Des deux vivants, l'un est d'apparence chétive, l'autre se porte bien. Le malade exerce son métier de tisseur jusqu'à l'âge de cinquante ans.

Mais souffre beaucoup de la misère et des privations. Sa vue s'affaiblit, du côté droit surtout.

Il cesse d'être tisseur pour travailler la terre. La situation matérielle devient encore plus précaire.

En 1890-1891, à l'âge de cinquante-neuf ans, le malade contracte l'influenza et entre à la Croix-Rousse, dans le service de M. Chappet. Un mois et demi après, il peut reprendre péniblement son travail. Il commence à tousser.

En août 1896, le malade est pris de malaises généraux, d'une toux intense et opiniâtre, avec expectoration fréquente, d'une anorexie marquée. Il rentre de nouveau dans le service de M. Chappet, où il reste jusqu'au 30 octobre, époque à laquelle il rentre à Longchêne.

Séjour de huit mois à Longchêne.

Mai 1897. — *Examen à Longchêne* : L'état s'est amélioré. La toux a diminué, l'essoufflement est moins pénible, les palpitations ont disparu, de temps en temps douleurs irradiées siégeant à gauche du sternum.

Pouls régulier. Les pulsations sont égales.

Quatre-vingts pulsations par minute.

Cœur. — L'inspection ne révèle ni voussure, ni zone de battements.

La percussion montre que tout le côté gauche est sonore. A droite, zone de matité rappelant celle du cœur, dont les limites sont invariables.

La palpation fait percevoir des battements diffus plus nets à l'appendice xiphoïde. A ce niveau, qui correspond à la pointe, la main perçoit une expansion plutôt qu'un choc proprement dit.

A l'auscultation, le maximum des bruits est perçu à l'appendice xiphoïde. A ce niveau, le premier bruit est intense, le deuxième bruit est faible. Dans le deuxième espace intercostal droit, le deuxième bruit est plus intense, mais on ne perçoit pas en ce point le choc diastolique de Friederiech Bondet.

Poumon. — Diminution de la sonorité au sommet droit. Pas de bruits anormaux. Urines claires. Sans albumine ni sucre.

Novembre 1897. — *Examen au Perron.* — *Cœur :* Pointe bat à l'appendice xiphoïde. On perçoit le claquement sigmoïdien dans le deuxième espace intercostal droit, à un travers de doigt du bord droit du sternum. La matité précordiale est à la fois médiane et droite. Elle a une forme allongée. La situation du cœur paraît rétro-sternale, l'axe étant oblique de haut en bas, et de droite à gauche. La limite inférieure de la matité se confond avec celle de la matité hépatique ; les limites ne semblent pas varier avec les changements de position.

Poumons. — Périmètre thoracique :

A gauche = 39 cm. 5
A droite = 41 cm. 5.

Au sommet droit, submatité, exagération des vibrations. On perçoit des craquements dans la fosse sus-épineuse; dans la sous-claviculaire ils existent encore, mais sont moins nombreux.

On soumet le malade à des injections de tuberculine, de février à avril 1898. Peu de réaction locale. Augmentation de 1 kg. 5, comme poids.

1er novembre 1898. — Quelques douleurs rhumatismales irradiées dans les articulations de l'épaule. Signes d'une paralysie du grand dentelé du côté droit.

25 juin 1899. — Mêmes signes d'induration du sommet droit. Pas de modifications au niveau du cœur.

23 août 1900. — Induration marquée du sommet droit. A gauche, matité très prononcée. Le malade accuse de ce côté un point très douloureux.

27 avril. — A droite, au sommet, matité manifeste à la percusssion, en avant dans la fosse sous-claviculaire, ainsi qu'en arrière dans les fosses sus et sous épineuses.

Résistance au doigt. A l'auscultation on trouve une respiration bruyante, sonore. L'inspiration est soufflante, humée. Bronchophonie. Quand on fait tousser le malade, on perçoit très nettement après la toux des crépitations sèches et humides.

En somme, induration très prononcée du sommet droit. Dans le reste du poumon droit, la sonorité est à peu près normale. A l'auscultation on entend, disséminés çà et là, quelques râles de congestion. La tonalité de la respiration est plus élevée que normalement. La voix chuchotée est amplifiée.

A gauche. — En arrière, au sommet, submatité légère. A l'auscultation, quelques crépitations discrètes après la toux.

Dans le reste du poumon, matité complète et presque totale, sauf en avant, au niveau des troisième et quatrième premiers espaces, où l'on note au contraire du skodisme. La sonorité de l'espace de Traube a disparu.

A la palpation, abolition à peu près complète des vibrations thoraciques. Amplification manifeste du côté gauche du thorax, qui, à l'amplexion bimanuelle, l'emporte notablement sur le côté droit. Le signe du cordeau de Pitres montre la déviation à gauche de l'appendice xiphoïde.

En arrière, un peu au-dessus de la pointe de l'omoplate, on perçoit un souffle léger et l'on note en même temps de l'égophonie et de la pectoriloquie aphone.

Avec les deux mains, on obtient facilement la sensation de flot.

Le cœur est situé à droite. On sent les battement de la pointe à l'extrémité sternale du cinquième espace intercostal droit. Dans le deuxième espace droit, à 4 centimètres du sternum environ, on perçoit nettement à la palpation le claquement de fermeture des valvules sigmoïdes. De temps en temps, on a à ce niveau comme une dépression, comme une aspiration de la paroi.

La matité précordiale paraît notablement augmentée.

A l'auscultation, les bruits sont bien frappés, l'on ne perçoit pas de bruits anormaux.

29 août. — Ponction exploratrice.

31 août. — Ponction avec le Potain, on retire 1100 grammes de liquide verdâtre moussant facilement.

5 septembre 1900. — A l'examen des poumons, on ne constate plus qu'un peu de submatité. Des frottements à la base gauche, mais plus de signes d'épanchement. Le malade se plaint du bras gauche.

A l'examen, teinte rouge vineuse, cyanotique. Température périphérique élevée. Engorgement des ganglions de l'aisselle et de la région claviculaire à gauche.

20 septembre. — Toux intense. Dyspnée.

En arrière et à gauche ne subsiste, comme vestige de l'épanchement, qu'un peu de submatité. Diminution des vibrations, plus de souffle ni d'égophonie. En revanche, au sommet droit, on constate, au niveau des fosses sus- et sous-épineuses de la matité, de l'exagération légère des vibrations, souffle aux deux temps du retentissement de la voix et de la toux, celle-ci prenant un timbre métallique, quasi amphorique, et faisant éclater au moment de l'effort inspiratoire qui la précède des bulles de râles métalliques. L'expectoration est muco-purulente avec stries sanguines.

Persistance de l'engorgement ganglionnaire au niveau du sterno-cleido-mastoïdien gauche,

30 octobre. — Œdème prétibial à gauche. Douleur dans la continuité du membre. Douleur à la palpation sur le trajet de la saphène interne.

27 novembre. — Mort.

La radiographie présentée par M. le professeur agrégé Pic, à la séance du 23 juin 1897 (Société des sciences médicales), montre :

Au niveau de la région sternale, une ombre sensiblement verticale, tandis que la région précordiale habituelle est restée claire.

A l'examen direct, à l'aide de l'écran, cette ombre est pulsatile. Il s'agit donc du cœur, mais les limites de cette ombre sont très estompées, et la recherche précise du siège respectif de la pointe et de la base, ainsi que de la direction de l'axe du cœur, semble impossible par ce procédé.

Autopsie : A l'ouverture du thorax on voit que le cœur, comme l'indique le tracé, n'a point modifié la direction de son axe. La pointe ne dépasse pas le bord droit du sternum. Le péricarde n'a point contracté d'adhérences qui l'unissent à la paroi thoracique.

Le péricarde et la plèvre médiastine sont intimement accolés.

Le péricarde ne contient pas de liquide. Les plèvres au sommet droit sont unies à la cage thoracique par des adhérences solides, puisqu'il faut sculpter pour dégager le poumon.

Ces adhérences existent sur le reste de la surface pleurale des deux côtés, surtout à la base du poumon gauche, mais sont moins résistantes. On les décolle à la main.

A droite, symphyse pleurale complète. Les deux plèvres unies forment au poumon une coque de plus de 1 centimètre.

Lobe supérieur du poumon droit résistant à la coupe, formé de tissu scléreux creusé de deux cavernes, situées l'une en avant l'autre en arrière à parois fibreuses, remplies de matières caséeuses. Congestion des reins.

Au sommet gauche, noyaux cicatrisés de tuberculose ancienne. Emphysème.

OBSERVATION XIV (inédite).

(Due à l'obligeance de M. le Chappet, médecin des hôpitaux)

Un cas de Dextrocardie présenté par M. André, interne des hôpitaux, au nom de M. Chappet et de M. Duplant, à la Société des sciences médicales de Lyon, 30 novembre 1900 *(Radiographie)*.

Homme de trente-cinq ans, dont le père est mort bacillaire et qui lui-même présente, depuis l'âge de dix-sept ans, des signes de bacillose-pulmonaire-chronique avec symphyse pleurale droite. A l'âge de dix-sept ans, en effet, il commença à tousser, à cracher, et à avoir de temps à autre quelques hémoptysies. A son dire, il n'aurait jamais eu d'épanchement pleural, jamais on ne lui a fait de ponction évacuatrice, de sorte qu'on ne sait pas à quelle époque faire remonter la déformation thoracique qu'il présente actuellement.

Depuis 1888, il a fait à peu près chaque année un séjour à l'hôpital. En 1892 et en 1895 il a été vu par M. Bard, qui reconnut une dextrocardie, mais nous n'avons pas pu trouver mention de lui dans les deux articles que publia M. Bard dans le *Lyon médical* en 1892, et dans la *Médecine moderne* en 1897.

En 1889, il contracta la syphilis, chancre induré qui fut traité par M. Cordier.

Enfin, depuis plusieurs années aussi, il a de l'albuminurie; actuellement ses urines sont claires, abondantes, et renferment 1 gramme environ d'albumine, au tube d'Esbach.

Il est entré à nouveau à l'hôpital vers le milieu de ce mois, salle Saint-Bruno.

En examinant son thorax, on est tout de suite frappé de la rétraction thoracique de l'hémithorax droit; la poitrine, de ce côté,est aplatie irrégulièrement, à la mensuration on trouve 2 centimètres de différence entre les deux côtés. L'ampliation respiratoire est moins marquée du côté droit. A la percussion, le poumon droit est sonore dans toute sa hauteur, et la matité est absolue à la base, les vibrations sont augmentées. A l'auscultation on a, à la base droite, un silence presque absolu. Plus haut un gros souffle cavitaire à timbre amphorique, en avant, sous la clavicule, râles humides nombreux.

Le cœur est tout entier à droite du sternum, on voit l'ondulation cardiaque très nettement dans les troisième et quatrième espaces intercostaux droits.

L'axe du cœur semble oblique de haut en bas et de dehors en dedans. En effet, dans le quatrième espace, le choc cardiaque est presque à 4 centimètres du bord sternal, tandis que le maximum du deuxïème bruit aortique paraît être dans les deuxième et troisième espaces intercostaux droits, à 6 ou 7 centimètres du bord droit du sternum.

L'aire de la matité cardiaque est assez peu étendue, elle est circonscrite en haut par une ligne transversale passant par le mamelon, et à gauche par une ligne oblique en bas et à gauche.

En somme, il semble que le cœur soit refoulé en masse, son axe restant parallèle à celui qu'occupe normalement l'organe ; la pointe est plus rapprochée du sternum que la base.

Le cœur est fixé dans cette position, car si l'on fait coucher le malade sur l'un puis sur l'autre côté, on ne voit pas varier le siège du choc cardiaque.

Il n'y a rien d'anormal à l'auscultation. A l'examen radioscopique (pratiqué par M. le Dr Chappet) :

Toute la moitié droite du thorax était obscure ; on ne distinguait ni les espaces intercostaux ni la courbure du diaphragme. La ligne limitant en dedans le territoire obscur était formée par le bord gauche de la colonne vertébrale.

Toute la moitié gauche de la cage thoracique se laissait parfaitement traverser par les rayons X. On ne découvrait en son centre que quelques taches très légères. Le sommet se trouvait transparent. Il fut impossible de découvrir l'ombre du cœur.

La radiographie de ce malade se trouve présentée au chapitre du diagnostic.

OBSERVATION XV

Un cas de dextrocardie dans le cours d'une sclérose pulmonaire tuberculeuse droite par M. Barbier. *Bulletin et mémoire de la Société médicale des hôpitaux de Paris*, 27 février 1900.

Il s'agit d'un homme de vingt-huit ans, cocher, qui se présente le 15 janvier 1900, à la consultation de l'hôpital Bichat, avec une éruption généralisée papulo-maculeuse, de nature syphilitique, accompagnée d'un chancre large comme un pain à cacheter sur le prépuce, et de ganglions inguinaux gauches. C'est en l'auscultant qu'un de mes externes me signala l'inversion du cœur.

C'est un homme assez chétif, à thorax étroit et déprimé, ayant toujours toussé à la suite d'une affection de poitrine qu'il aurait eue à l'âge de treize ans. A ce moment, il a été soigné pendant deux mois à l'hôpital des enfants malades, ayant présenté des signes probables d'imprégnation tuberculeuse et ayant été soumis au traitement créosoté et à l'huile de foie de morue. On n'a jamais parlé à aucun moment de pleurésie. Depuis ce moment, il reste un peu tousseur, exposé de temps en temps à des recrudescences et à des vomissements provoqués par la toux et survenant après le repas. Depuis deux mois, en particulier, ces vomissements sont plus fréquents. Il ne crache pas d'une façon qui ait attiré l'attention.

En dehors de son aspect un peu malingre, il ne se plaint de rien. Voici ce que nous donne l'examen de poitrine.

Inspection et amplexion : Aplatissement et diminution assez marquée du thorax dans la moitié droite. Diminution de l'incursion thoracique de ce côté.

Poumon sous-clavicule : S. —; respiration faible ou nulle, remplacée par un souffle à timbre caverneux. V + très nettement.

En arrière, mêmes signes dans toute la hauteur du poumon.

Poumon gauche : S = : R = ; V = .

En avant, on constate de la sonorité dans la région cardiaque habituelle.

Examen du cœur : Absence du cœur à gauche, pas de choc de la pointe, pas de battements à la main ou à l'oreille, pas de matité.

A droite, au contraire, à un travers de doigt environ en haut, et en dehors du mamelon droit, on perçoit à la vue et au toucher un soulèvement systolique, qui fait d'abord penser à tort qu'il s'agit de la pointe du cœur déplacé.

Par la percussion, on délimite, en effet, une aire de matité ayant pour limites : en dedans, le bord gauche du sternum qu'elle dépasse légèrement; en haut, une ligne passant à deux travers de doigt au-dessous de la clavicule, en dehors une ligne descendant verticalement à un travers de doigt en dehors du mamelon; en bas, la matité se confond avec la matité hépatique; le foie et les autres viscères occupent leur situation normale.

A l'auscultation, on entend les bruits du cœur normaux à droite; il n'y a ni bruits de souffle ni dédoublement.

La matité aortique à la base est peu appréciable, les battements de la carotide droite sont normaux, mais peu appréciables et certainement diminués à gauche.

La distribution de la matité cardiaque, le choc de la pointe qu'on croyait percevoir au niveau du mamelon droit, avaient pu nous faire un instant supposer que l'axe du cœur était en complète inversion, dirigé de haut en bas et de gauche à droite, or, il n'en était rien. C'est ce que nous a fait voir nettement l'examen radiographique. Celui-ci nous a révélé sur l'écran radioscopique : pour le poumon, une transparence parfaite du poumon gauche ; au contraire, une opacité irrégulière comme intensité, mais continue du poumon droit du haut en bas.

Pour le cœur, nous avons pu nous convaincre nettement qu'il n'y avait pas d'inversion dans l'axe normal, mais que cet organe était attiré en bloc et en conservant son obliquité normale, en haut et à droite, de façon qu'il débordait le bord droit du sternum de deux ou trois travers de doigt, la pointe seule dirigée en bas et à gauche, dépassant encore le bord gauche du sternum de 1 à 2 centimètres seulement.

La bronchite chronique entre aussi en jeu dans la genèse de notre syndrome. A la dilatation bronchique qu'elle entraîne peut faire suite, d'une part, de la sclérose atrophiante du parenchyme, d'autre part de l'emphysème. Les deux observations qui suivent en sont des exemples :

OBSERVATION XVI

Clinique médicale, 1891, de M. le professeur Grasset, 1891, p. 721.

Dextrocardie. Autopsie.

L... Elisabeth, cinquante-quatre ans, entre en état d'asystolie dans le service de M. le professeur Grasset

Profession, blanchisseuse.

Pas d'alcoolisme. Pas de syphilis. Pas de rhumatisme. Bonne santé habituelle. Plusieurs grossesses.

Maladie actuelle s'est installée de façon insidieuse. Bronchite habituelle avec plusieurs poussées aiguës. Quelques palpitations. Essoufflement. Depuis deux mois, l'état s'est aggravé. A la suite d'émotions violentes, toux est devenue intense et permanente. Œdème des membres inférieurs. Ascite.

A première vue, diagnostic d'asystolie s'impose : visage cyanosé, sans être bouffi.

Dyspnée. Œdème. Ascite. Pouls petit, égal des deux côtés. Choc de la pointe est perceptible à la vue au niveau du mamelon droit.

Palpation. — Sur une étendue large comme la main, on perçoit, avec un frémissement bien marqué, une propulsion du muscle cardiaque, avec maximum correspondant au mamelon droit.

Percussion démontre sonorité à gauche dans toute l'étendue du thorax. A droite, matité de forme triangulaire, tout à fait comparable à la matité d'un cœur de volume normal que l'on aurait transposé de gauche à droite en le faisant pivoter autour de son bord vertical, matité en bas se confond avec celle du foie.

Auscultation. — Silence dans la région gauche, bruits ne commençant à être perçus qu'à l'appendice xiphoïde. Ils atteignent leur maximum au niveau du mamelon droit, là où le choc cardiaque est le plus caractérisé. Souffle systolique des plus rudes. Ni pouls veineux ni battements hépatiques.

Submatité aux deux sommets. Sonorité dans tout le reste de l'étendue.

Diagnostic. — Asystolie. Rupture classique de l'équilibre cardiaque. Dextrocardie congénitale : car la matité cardiaque semble occuper une situation inverse de celle qu'elle doit occuper normalement. Pas de pleurésie gauche dans les antécédents de ce malade. Pas de simple dilatation du cœur, puisque la matité cardiaque n'a pas de limites exagérées.

Autopsie. — Enorme dilatation du poumon gauche, dont le bord antérieur recouvre le cœur en grande partie. Celui-ci n'est libre que dans une étendue minime. Le cœur est simplement refoulé à droite et en avant, à la fois par le poumon gauche extrêmement volumineux, et par un petit épanchement enkysté, d'un demi-litre environ, siégeant dans la gouttière vertébrale, gauche. Il est très dilaté ni torsion, ni disposition anatomique anormale.

Le poumon droit est bridé par des adhérences solides sur toute sa hauteur. Le poumon gauche a quelques fausses membranes récentes. Cage thoracique présente les déformations suivantes. Scoliose à convexité droite. Rétrécissement notable de la base droite du thorax. Elargissement marqué de la loge gauche et des espaces intercostaux du même côté. Poumon droit présente un volume des plus minimes. Les trois lobes sont adhérents les uns aux autres ; à la coupe, on ne trouve pas de tubercules, mais il existe une sclérose pulmonaire générale, avec dilatation générale de toutes les bronches, qui renferment du pus et de l'air.

Le poumon gauche a deux lobes inférieurs atélectasiés. Celui-ci est quatre fois plus petit que celui du lobe supérieur qui est extrêmement emphysémateux. Cœur droit dilaté.

OBSERVATION XVII (personnelle).

(Recueillie dans le service de M. le professeur Bondet alors suppléé par M. le professeur agrégé, Pic *Radiographie.)*

Femme Clotilde D..., quarante ans, couturière. Entrée à l'hôpital le 7 janvier 1901.

Père mort à soixante-neuf ans d'affection intestinale.

Mère morte à cinquante et un ans, présentait de l'anasarque.

Un frère mort de hernie étranglée, un autre bien portant, trois sœurs vivantes en bonne santé, deux sœurs mortes, l'une à vingt et un ans, d'affection inconnue, l'autre à vingt-sept ans, des suites d'une pleurésie.

Personnellement, la malade n'a jamais eu bonne santé. Réglée à dix ans et demi assez régulièrement, mais menstruation très douloureuse. Leucorrhée. A eu trois enfants morts, dont deux en nourrice, d'affection inconnue ; l'autre, à un mois, de méningite. En bas âge, a eu la rougeole A vingt ans, ictère à la suite d'une forte secousse morale (perte de son père). Ictère ne s'est point reproduit depuis. Cependant, il y a trois semaines, elle aurait remarqué une teinte un peu jaunâtre de ses conjonctives.

Pas de syphilis. Pas d'alcoolisme. A vingt-cinq ans, bronchite qui dura six mois avec expectoration très abondante, jamais sanglante. Depuis, elle a toujours toussé tous les hivers. Opréssion au moindre effort. Cette année elle a beaucoup maigri pendant l'été, et surtout à partir du mois d'octobre. Depuis cette époque, elle est particulièrement sujette à des crises des dyspnée ; au niveau du cœur, elle éprouve une sensation angoissante très douloureuse. Il lui semble (ce sont ses propres paroles) que son cœur s'écarte. Elle éprouve alors du vertige, se couvre de sueurs froides. Cette sensation est perçue à intervalles irréguliers et sans cause immédiate.

Elle se plaint également du ventre avec alternatives de diarrhée et de constipation. Reste quelquefois sept ou huit jours sans aller à la selle.

Appétit assez bon. Digestion pénible. Sensation de pesanteur après les repas, baillements, somnolence.

Pendant le mois d'octobre, céphalée nocturne intense. Sensation de broiement au niveau des tempes et de piqûres à la nuque.

Le traitement créosoté, auquel elle a été soumise chez elle, a été suivi de crachements de sang.

Entrée à l'hôpital le 9 janvier 1901, salle Bénédict Tessier, avec une dyspnée intense. Mouvement des muscles respiratoires accessoires. Tirage sus- et sous-sternal. Pas de cyanose de la face. Pas de déformation des doigts. Œdème latent péri-alvéolaire.

Examen. — Thorax globuleux : quand la malade respire, on voit du côté droit, au niveau des cinquième, sixième et septième espaces intercostaux, une dépression beaucoup plus manifeste que du côté gauche. Cette dépression se voit à la fin de l'inspiration.

L'examen de la région précordiale ne démontre pas la présence de la pointe. La main, appliquée sous le mamelon gauche, ne perçoit pas la sensation de choc. Battements épigastriques très nets siégeant à 1 centimètre au-dessous de l'appendice xiphoïde et à 1 cm. 50 du rebord sternal à gauche. La main appliquée à ce niveau perçoit un choc rappelant celui de la pointe synchrone avec le pouls. Pas de frémissement cataire.

La percussion donne un son clair dans toute la région précordiale. L'emphysème des lames pulmonaires droite et gauche rend très difficile la délimitation de l'aire de la matité cardiaque.

La percussion forte, avec dépression latérale, nous montre que a matité précordiale relative est augmentée transversalement et dépasse de plus d'un travers de doigt à droite le bord droit du sternum.

Cette matité n'est pas modifiée dans les différentes formes de décubitus. Pas de pouls paradoxal. Pas de gonflement des veines du cou.

Auscultation. — Au niveau de l'appendice xiphoïde :

Roulement présystolique et dédoublement du deuxième bruit. Rythme de rappel et des plus forts. Le premier bruit est très pur. Les deux composantes du dédoublement sont très écartées.

Rien à la base, dont le maximum des bruits se perçoit à 1 cm. 50 du bord droit du sternum, au niveau du troisième espace intercostal droit.

Poumon. — Thorax globuleux avec atrophie des muscles de la ceinture scapulo-thoracique. Dilatation des veines sous-cutanées. Tirage sus- et sous sternal. A la percussion en avant, sonorité exagérée des deux côtés, mais avec un timbre légèrement plus clair sous la clavicule droite.

Vibrations très faibles, mais égales des deux côtés.

A l'auscultation. — En avant obscurité considérable du murmure vésiculaire. On perçoit à peine une inspiration humée. L'expiration est silencieuse. On sent qu'elle doit être très prolongée.

En arrière, sonorité exagérée dans toute la poitrine. Vibrations faiblement perçues.

A l'auscultation. — A gauche, inspiration rude, fortement humée et soufflante. Expiration presque silencieuse, prolongée. A la base, quelques râles sous-crépitants moyens.

A droite. — Dans la moitié supérieure, inspiration humée, expiration faible prolongée. Dans la moitié inférieure, on entend de plus à la fin de l'inspiration de nombreux râles sous-crépitants fins, surtout le long de la colonne.

Foie est gros et douloureux.

Matité hépatique abaissée, correspond au huitième espace intercostal.

. . . .

Nous avons tenu à montrer cette radiographie intéressante à plusieurs égards. Elle nous fait voir d'abord que le diaphragme est abaissé. Il correspond à la huitième côte. Nous voyons ensuite, au niveau des espaces intercostaux, surtout au niveau des espaces supérieurs, un aspect moiré particulier, pathognomonique d'adhérences. La position du cœur nous est enfin révélée. Il est sans doute difficile de dire exactement à combien de centimètres du bord sternal se trouve la pointe. Sur le vivant, celle-ci semblait battre à 1 centimètre 1/2 du bord sternal à gauche. La base correspond à la colonne vertébrale qu'elle semble dépasser à droite. Le cœur se trouve redressé, presque vertical. Il est dans une situation limite entre le cœur tout entier à droite (dextrocardie) et le cœur simplement refoulé. Voilà pourquoi de semblables cas rentrent peut-être à tort dans le cadre des dextrocardies. Ce sont des cœurs médians (médiocardie), des cœurs placés en situation limite. Que cette limite soit franchie, et nous aurons la vraie *dextrocardie*, qui variera suivant les cas envisagés.

La radiographie que nous montrons au chapitre du diagnostic, nous fait voir un cas de cœur situé complètement à droite.

Radiographie obligeamment offerte par M. le professeur agrégé Pic. (Vue de dos.)

Femme Clotilde D., quarante ans. Entrée salle Bénédict Teissier, le 7 janvier 1901.

Cœur médian. On voit le sillon interauriculo-ventriculaire. Aspect moiré des parties restées claires.

CHAPITRE IV

De la dextrocardie congénitale. — Essai pathogénique. Étude clinique.

Nous avons vu dans les chapitres précédents la dextrocardie causée par des phénomènes pathologiques ayant pour siège, tantôt le système pleuro-pulmonaire gauche, tantôt le systéme pleuro-pulmonaire droit. Dans une observation qui nous a paru unique (observ. de Paschelles et Palteuf), c'est consécutivement à une péricardite que nous avons vu le cœur se fixer à droite. Nous avons enfin parlé des dextrocardies liées à la présence de tumeurs médiastines. Il existe un autre groupe de dextrocardies dont la pathogénie est obscure et qu'on dénomme congénitales.

Comme nous l'avons déjà dit, nous laissons de côté les cas où l'inversion du cœur fait partie d'une inversion générale des viscères. Ces faits, liés à un développement anormal des parties fétales, ne sauraient être comparés aux cas de dextrocardie de cause pathologique. Les premiers sont du ressort de la tératologie et ont fourni à M. Dareste l'objet de travaux remarquables. On s'est attaché à expliquer le mécanisme de ces formations monstrueuses. On est même entré sur ce sujet dans la voie de l'expérimentation, et à l'heure actuelle, l'hétérotaxie splanchnique totale ne compte pas moins de quatre théories qui en expliquent la genèse.

Les cas de dextrocardie isolée n'ont point éveillé d'une façon semblable l'intérêt des auteurs,et la pathogénie de ces anomalies est encore fort obscure. Le fait en lui-même ne semble pourtant pas en opposition avec les données embryologiques.

Dans une note adressée à l'Académie des sciences dans la séance du 8 octobre 1866, M. Dareste pose sur des bases certaines la dualité primitive du cœur. Avant Dareste, cette notion n'était point classique et tous les auteurs qui avaient étudié la formation de cet organe croyaient qu'à son origine, il formait une masse unique. Il existait cependant, épars dans la littérature, des cas où le cœur avait été surpris double chez le même sujet. Ce fut chez les oiseaux que furent faites ces premières constatations. Sans ajouter foi aux fables de Théophraste qui prétendait que les perdrix de Paphlagonie possédaient deux cœurs d'une manière normale, il existe des observations qui peuvent rentrer dans le cadre des faits scientifiques.

Citons d'abord l'observation de Plantade, de la Société royale de Montpellier, qui trouve deux fois de suite, en assez peu de temps, deux poulets qui avaient chacun deux cœurs. Le cas fut vérifié par Littré.

Mækel, Lœmmering firent sur l'oie de semblables constatations.

Dans l'espèce humaine, nous n'avons trouvé qu'un cas de ce genre, et ce cas est peut-être unique. C'est l'observation due à un chirurgien lyonnais aujourd'hui oublié, du nom de Collomb. Sur un monstre opocéphale, ayant vécu deux heures et dont on put pratiquer l'autopsie, cet auteur trouva « deux cœurs enveloppés chacun d'un péricarde; leurs pointes étaient tournées, l'une du côté droit, l'autre du côté gauche, les vaisseaux qui en partaient et qui s'y rendaient étaient nécessairement doubles, mais ils se réunissaient à neuf lignes environ de distance du cœur pour ne former ensuite que les troncs ordinaires » (Collomb, *Œuvres médico-chirurgicales*, p. 462, 1798).

Des faits semblables furent, depuis cette époque, observés chez divers oiseaux.

C'est pour expliquer de telles anomalies que Dareste fit l'hypothèse de la dualité primitive du cœur. Cette hypothèse, aujourd'hui vérifiée, peut-elle servir à l'explication embryogénique de la dextrocardie congénitale? L'étude de la formation des monstres viendra-t-elle éclaircir l'origine de l'ectopie cardiaque droite?

Les travaux de Dareste sur la formation du cœur nous ont appris que la dualité primitive de cet organe était la conséquence immédiate de la dualité primitive des lames antérieures de l'aire vasculaire. Les blastèmes qui formeront plus tard le cœur se présentent d'abord sous l'aspect de deux petites masses oblongues que l'on observe à la partie inférieure et interne de chacune de ces lames. Plus tard, lorsque ces deux lames s'unissent sur la ligne médiane, les deux blastèmes cardiaques, dont le développement a suivi celui des lames elles-mêmes, vont ainsi que les lames, à la rencontre l'un de l'autre, se joignent comme elles sur la ligne médiane, et ne tardent pas à se fondre en une masse unique qui forme ce que les embryologistes ont considéré jusqu'à présent comme l'état primitif du cœur. Ces deux blastèmes sont généralement inégaux. Le blastème que l'on voit à gauche est plus volumineux que celui que l'on voit à droite. C'est probablement le plus grand volume du blastème gauche qui, à l'état normal, entraîne vers la gauche l'incurvation de l'axe cardiaque. Que l'on suppose, pour des raisons qui nous échappent, que l'augmentation de volume se fasse sur le blastème droit, et l'on pourra peut-être expliquer ainsi l'inflexion à droite du tube cardiaque entraînant l'inversion des parties, c'est-à-dire la persistance de la crosse aortique droite, l'inversion des cavités et de leurs valvules, etc.

L'interprétation pathologique que nous proposons n'est qu'une pure hypothèse en faveur de laquelle nous n'apportons point de preuves convaincantes. Il n'est point d'observation embryologique spécialement conduite dans le but d'expliquer la dextrocardie congénitale. Les auteurs ne se sont nullement intéressés à la question. Geoffroy Saint-Hilaire, dans son *Traité de Tératologie*, tome I, p. 462, ne nie pas la possibilité d'une semblable anomalie. Pour M. le profeseur Tourneux, dont la haute autorité en matière embryologique s'est depuis longtemps affirmée, le fait est encore possible, mais les documents qui en expliquent la genèse font défaut.

C'est donc par l'étude seule des observations de dextrocardie congénitale publiées jusqu'à ce jour que nous pourrons, sur cette ectopie, nous faire une idée d'ensemble. Hâtons-nous de dire que ces observations sont rares. En 1887, Schrotter pouvait encore prétendre qu'il n'existait pas de cas de dextrocardie isolée dont le diagnostic, fait pendant la vie, fût confirmé par l'autopsie. Il ne suffit pas, en effet, de ne pouvoir, chez un malade dont le cœur est à droite, trouver la cause de cette ectopie pour en affirmer l'origine congénitale. Rappelons les observations déjà citées de M. Grasset, de Pascheles et Palteuf. Pendant la vie de ces malades, le diagnostic de dextrocardie congénitale fut posé, et à l'autopsie on trouvait des lésions pulmonaires ou péricardiques qui expliquaient le mécanisme de l'ectopie. Il en eût été certainement de même dans les cas assez nombreux que nous avons rassemblés et où le diagnostic ne fut point soumis à la vérification nécropsique. Ce sont ceux dont nous rapporterons l'histoire en premier lieu.

OBSERVATION XVIII

(*British medical journal*, octobre 31, 1896, p. 1314, par William Maclenam.)

Le malade est au dispensaire de l'Infirmerie de Glasgow. C'est un des rares cas où le cœur est à droite. sans transposition des autres viscères, et sans histoire de maladie de poitrine :

M. S..., âgé de quinze ans, mené au dispensaire par sa sœur pour un refroidissement pris il y a peu de jours. L'inspection de la poitrine révèle dans la région mammaire une pulsation qui a l'apparence d'un battement cardiaque. La poitrine est bien développée et ne présente aucune particularité indiquant une maladie passée ou présente. Les mouvements sont libres et apparemment égaux des deux côtés. Le côté droit est légèrement plus aplati que la région interclaviculaire gauche.

La mensuration prise du mamelon à la clavicule montre que la clavicule gauche est de 1 pouce plus élevée que la clavicule droite, de telle sorte que le bord supérieur de la clavicule droite se trouve sur le même plan que le bord inférieur de la clavicule droite. Le professeur Cleland croit que l'épaule gauche est plus élevée que la droite. Abstraction faite de ces différences, qui ne sont guère perceptibles à l'œil, les deux côtés sont semblables. L'inspection soignée de la région mammaire montre que la pulsation cardiaque, facilement perçue dans toute son étendue, est immédiatement en rapport avec la paroi thoracique. Pas d'interposition de lames pulmonaires.

L'expansion thoracique dans les mouvements respiratoires forcés est sensiblement égale des deux côtés.

La percussion dans toute la région pulmonaire gauche est claire. La sonorité est exagérée, tandis que le poumon droit est submat. Le murmure vésiculaire dans le poumon gauche est fort, pas de râles. Dans le poumon droit, la respiration est obscure mais pure.

Dans l'aire cardiaque habituelle, on n'entend pas les bruits du cœur. Dans la région mamelonnaire droite, les bruits du cœur sont clairs et forts et très distinctement entendus. Mesurée transversalement, la matité cardiaque est de 2 pouces 1/2, et perpendiculairement de 4 pouces. Le cœur est couché obliquement et en contact direct avec la paroi thoracique. Le foie est normal, quant à sa position et quant à son volume. Pas de déplacement des autres viscères. L'aorte abdominale peut être directement sentie à gauche de la colonne vertébrale. La disposition des autres grands vaisseaux est normale. L'état général de l'enfant est excellent. Bonne couleur. La mère de l'enfant se porte bien. Rien ne laisse supposer qu'il ait été atteint d'une maladie pulmonaire.

OBSERVATION XIX

(*Journal de médecine et de chirurgie pratique,* 1875, Dr Accolas.)

Au mois d'avril 1873, Mohamed B. G..., se plaignait de battements dans le côté droit de la poitrine, avec douleur continue irradiant dans l'épaule et le bras droit jusqu'à la main. Le point où cette douleur a son maximum d'intensité correspond à peu près au niveau du siège des battements.

Homme de cinquante-deux ans, taille élevée, tissus pâles et flasques, amaigrissement notable, altération générale de la santé remonte à trois ans environ. Côté droit de la poitrine présente une voussure manifeste au niveau du mamelon.

Mensuration : circonférence totale au niveau des deux mamelons = 845 millimètres.

Côté droit = 430 millimètres, côté gauche 415 millimètres.

Abaissant une perpendiculaire de la clavicule sur la base de la poitrine en passant par le mamelon et allant jusqu'à 3 centimètres au-dessous de cet organe, nous trouvons que cette ligne a 21 centimètres à droite et 20 centimètres à gauche.

Donc voussure assez marquée. Si l'on applique la paume de la main sur région dite précordiale à gauche, on n'a point ébranlement considérable produit par le choc de la masse cardiaque. On perçoit vaguement vibration due à une transmission d'un centre éloigné.

A droite de la poitrine, à 3 centimètres au-dessous et en dedans du mamelon droit, le doigt est soulevé par choc violent, dû à la pointe du cœur. Ce choc est facilement perceptible à l'œil. Partie voussée est soulevée par un choc, semblable à celui que produit l'impulsion cardiaque. Soulèvement isochrone au pouls radial qui est régulier. Pas de pouls veineux.

A gauche. Percussion : Sonorité jusqu'à la base de la poitrine.

A droite : acuité générale du son est plus élevée dans toute la hauteur de la poitrine, ce qui indique un centre mat dans la profondeur. Dans une région rectangulaire, répondant à la voussure, nous trouvons une matité prononcée, due à la présence de l'organe cardiaque. En dessous de cette matité, reparaît dans une étendue de quelques centimètres, sonorité pulmonaire, puis matité absolue qui redescend jusqu'au rebord des fausses côtes.

Cette partie est peu élastique. Douleur, est réveillée par pression. Douleur s'irradie dans l'épaule. Rate ne peut être déterminée nettement.

Conclusion. — Dextrocardie congénitale. Foie et rate à leur place habituelle. Hépatite chronique qui rendrait compte du siège des douleurs à l'épaule droite.

OBSERVATION XX

(Mossler, *Deusche medicinische Wochenschrift*, 1861.)

Carl H..., vingt ans, cordonnier. Antécédents insignifiants. Examen clinique : le côté droit du thorax est attiré à droite et en avant, d'une façon beaucoup plus sensible qu'à gauche. La circonférence du thorax droit est de 43 centimètres. Du thorax gauche 46. Le choc de la pointe manque à gauche, manifeste à droite, à la fois entre la quatrième et la cinquième et entre la cinquième et la sixième. A la percussion, du côté droit, l'espace normalement sonore entre la troisième et la quatrième côte est mat et cette matité s'étend à 6 centimètres en dehors du bord droit du sternum et se confond avec la matité hépatique. On entend à la pointe du cœur, des bruits renforcés mais purs, et suivant la règle normale, le premier bruit est plus fort que le deuxième. A la base du cœur, on entend le deuxième bruit du côté droit beaucoup plus fort qu'à gauche et manifestement dédoublé.

Dans la partie antérieure et supérieure du thorax, à droite : submatité, résonnance de la voix. Diminution du murmure vésiculaire. L'expiration est plus prolongée qu'à gauche. Le foie et la rate sont de grosseur normale et à leur place,

Diagnostic : Dextrocardie avec hypertrophie cardiaque, légère sans transformation des poumons, avec le système vasculaire environnant en situation normale.

OBSERVATION XXI

(Mossler, *Berliner klinische Wochenschrift.* 1877, n° 26).

Femme de trente-six ans, veuve, de parents bien portants. Bonne santé habituelle. Deux enfants, bien portants et n'ayant pas de lésion du cœur. En traitement pour catarrhe de la vessie. Droitière. Membres supérieurs gauches sont plus forts que les membres supérieurs droits. Rachis présente une convexité à droite. A droite, la paroi thoracique est plus bombée que du côté gauche et l'on y perçoit une pulsation. Le choc du cœur est sensible entre la quatrième et la cinquième côte, sur la ligne mamelonnaire. A droite, matité sur le bord du sternum, dans le troisième espace intercostal droit.

Cette matité s'étend jusqu'à 5 centimètres en dehors du bord droit du sternum et se confond avec la matité hépatique. A gauche du sternum, la matité habituelle du cœur n'est point perçue. A droite, s'étend une matité jusqu'à 7 centimètres de la ligne médiane. A l'auscultation on entend, à la pointe du cœur, les sons affaiblis, mais purs. A la base du cœur, le deuxième bruit du côté droit est plus aigu qu'à gauche.

A la partie supérieure et antérieure du thorax, l'inspiration n'est pas si forte à droite qu'à gauche. Expiration soufflante. Frémissement vocal exagéré. Le foie et la rate sont placés normalement et de grosseur normale.

Diagnostic : Dextrocardie congénitale, sans transposition des poumons, avec transposition totale des gros vaisseaux.

OBSERVATION XXII

(Krieger, *Dissertation Berlin*, 1880).

Femme de vingt et un ans, qui, à l'examen, paraît présenter une anomalie cardiaque intéressante.

A la partie supérieure du sternum, à droite, entre le deuxième cartilage costal et la ligne mammillaire d'une part, entre la clavicule et la quatrième côte, d'autre part, se trouve une région mate, de forme triangulaire. Dans le deuxième et troisième intercostal droit, on perçoit un soulèvement systolique. A cette place, les bruits du cœur sont purs et bien perceptibles. Renforcement du deuxième bruit dans les mouvements respiratoires. Rien à signaler du côté des poumons et des autres organes. La malade est droitière, mariée et mère de plusieurs enfants bien portants, n'ayant rien au cœur.

Diagnostic : Dextrocardie congénitale.

OBSERVATION XXIII

(Wehn, 1882, *Dissertation Würsbürg.*)

Journalier de vingt-sept ans, en traitement pour pneumonie croupale. La région para-sternale droite est plus saillante que la gauche. La longueur du thorax sur la ligne mamelonnaire droite, est de 28 centimètres. Sur la ligne mamelonnaire gauche de 32. Circonférence de la moitié gauche du thorax est de 43 centimètres et de 43 cm 50 à droite. Le choc de la pointe du cœur s'entend à droite dans le cinquième espace sur la ligne mamelonnaire. Il se propage dans toute la région mamelonnaire droite et l'épigastre. La limite supérieure de la matité commence à droite au quatrième cartilage costal. A partir de ce point, la matité décrit un arc concave vers la droite jusqu'à la pointe. Les limites de la matité à gauche, sont formées par le bord droit du sternum. A gauche, aucune matité cardiaque. Au-dessous, la matité cardiaque se continue avec la matité hépatique. Foie et rate normaux. Murmure respiratoire, normal des deux côtés. Bruits du cœur purs et normaux. Colonne vertébrale décrit une légère convexité à droite. A gauche, varicocèle.

Diagnostic : Dextrocardie congénitale.

OBSERVATION XXIV

(Kahn, 1882, *ibidem.*).

C... R..., cordonnier, vingt et un ans. Coloration bleue dès l'enfance, sous l'action du froid, coloration du visage, devient noire. Typhus abdominal il y a quatre ans. Dyspnée d'effort. Palpitations cardiaques.

Examen clinique, — Les fosses sus et sous-claviculaires sont également creusées. Moitié droite et antérieure du thorax est sensiblement plus voussurée que la gauche et dans toute sa hauteur. La colonne vertébrale présente à la partie supérieure de sa portion dorsale une légère convexité à gauche. L'hémithorax droit dans la ligne intermamillaire présente 41cm. 8, le gauche, 43 cm. 5. Dans le cinquième espace intercostal à droite du sternum, à deux doigts du cul-de-sac de la ligne mamillaire, une énorme pulsation est visible. Elle se comporte comme la pointe du cœur. La matité cardiaque commence à la quatrième côte droite. La limite est formée en dehors par la pointe du cœur. En bas, elle se continue sans interruption avec la matité hépatique. A gauche, celle-ci est formée par le bord sternal droit. A gauche, dans toute la hauteur du poumon, la percussion donne un bruit sonore, pas tympanique. Matité hépatique est normale et en situation normale. Rate est à gauche. Murmure vésiculaire normal des deux côtés. Souffle à la pointe du cœur, accompagnant le premier bruit. Le deuxième bruit est faible non dédoublé. Le souffle systolique est perceptible sur toute la surface précordiale. Son maximum est sur le bord droit du sternum à la hauteur des troisièmes et quatrième côte. Ce bruit est plus loin nettement perceptible au niveau de l'aorte, sur le bord gauche du sternum, à la hauteur du deuxième espace intercostal. Il se perd au loin dans les branches de l'aorte. Le claquement de fermeture diastolique est fortement accentué et nettement perceptible sur le bord gauche du sternum, à la hauteur des deuxième et troisième espaces intercostaux. Ce point coïncide avec celui où le bruit systolique est perçu avec son maximum d'intensité. Le bruissement pectoral à droite et en avant est plus fort qu'à gauche. *Idem* en arrière,

Diagnostic.— Dextrocardie congénitale. Cyanose congénitale consécutive à la sténose de l'artère pulmonaire, avec persistance de l'ouverture du septum ventriculaire. Orifice de l'aorte commune aux deux ventricules avec hypertrophie concentrique du ventricule gauche veineux.

OBSERVATION XXV

(Schrötter, *Berliner klin. Wochenschrift*, 1887.)

Gardien d'écurie, vingt et un ans. Rhumatisme dans le genou droit il y a deux ans. Il y a trois mois, maladie qui dura quatre semaines, qui commenca par des frissons et des douleurs lancinantes dans la poitrine: Du côté gauche, affaiblissement. Douleurs dans la poitrine. Cœur est senti à droite. La pointe est perceptible à 4 centimètres du bord droit du sternum, dans le quatrième espace intercostal. Bruits du cœur sont du côté droit. A la base, le deuxième son sur le bord droit du sternum est un peu plus fort qu'à gauche. A droite, en avant et en arrière respiration normale. Dans la partie supérieure du poumon gauche, en arrière, respiration rude. Au-dessous de la pointe de l'omoplate, du même côté, abolition du murmure vésiculaire.

Diagnostic. — Dextrocardie congénitale. Epanchement pleurétique gauche.

OBSERVATION XXVI

(Süssmann, *Munchener medicinische Wochenschrift*, 1887.)

Seize ans, apprenti. Mère et sœurs bien portantes. A deux ans, fluxion de poitrine. Il y a un mois, péritonite. Palpitations depuis l'enfance. Rétraction de tout le côté droit. La pointe du cœur bat à droite, est perceptible dans le cinquième espace intercostal, à 3 centimètres environ en dedans du mamelon.

A gauche, dans toute la hauteur du thorax, sonorité pulmonaire ; sur le bord sternal droit commence au-dessous de la quatrième côte une matité absolue. La matité cardiaque s'étend à 3 centimètres du mamelon en dedans. En bas, elle se confond avec la matité hépatique. La limite gauche de la matité cardiaque arrive au bord droit du sternum. A gauche de la pointe du sternum, on perçoit deux bruits, de même qu'à droite, Les bruits perçus à droite sont beaucoup plus forts qu'à gauche. Respiration faible sur le poumon droit. Respiration beaucoup plus forte à gauche. Expiration prolongée.

Diagnostic. — Dextrocardie congénitale, sans transposition des poumons.

OBSERVATION XXVII

(Bamberger, *Wiener. med. Blatter*, 1888.)

Malade jeune, de constitution faible, qui jadis souffrit d'une pneumonie grave. Le malade fit ensuite un rhumatisme articulaire à la suite duquel s'installa une insuffisance valvulaire au niveau de l'aorte. Il est à remarquer que les poumons ne révèlent à l'examen clinique aucun signe qui puisse expliquer le refoulement à droite du cœur. Sonorité normale dans tout le côté gauche. La matité cardiaque commence au niveau de la deuxième cote et s'étend à gauche jusqu'au bord du sternum. La pointe du cœur est située au niveau de la cinquième cote, au niveau du mamelon. Avec un examen attentif on perçoit un ébranlement manifeste de toute la région mamelonnaire. A l'auscultation, on perçoit au niveau de l'aorte, sur le bord sternal droit, un bruit systolique court et un souffle diastolique intense.

Diagnostic. — Dextrocardie congénitale.

OBSERVATION XXVIII

(Niesel, *Deutsche med. Wochenschrift,* 1890, n° 23.)

W. L., journalier, vingt ans. Antécédents héréditaires insignifiants.

Antécédents personnels. De temps en temps palpitations. A la suite d'une chute de cheval, douleur dans le côté gauche qui l'a mis dans l'impossibilité de continuer son travail.

Malade, de petite stature, solidementbâti, droitier. Les extrémités des membres du côté droit sont sensiblement plus développées que du côté gauche. L'épaule gauche est plus développée que la droite. Pas de déviation de la colonne vertébrale. Au premier coup d'œil on voit que la moitié droite du thorax en avant et en arrière est sensiblement rétractée. La mensuration de l'hémithorax gauche, révèle une différence de plus de 2 centimètres d'avec la mensuration de l'hémithorax droit. La respiration est tranquille et régulière. La percussion révèle aux sommets en arrière une sonorité normale gauche, à la place normale dela matité cardiaque,on a un son clair,et à la place symétrique du côté droit, on a de la matité dont les limites sont imprécises A gauche, cette limite va jusqu'au milieu du sternum. En haut, elle arrive jusqu'au bord supérieur de la quatrième cote. A droite jusqu'à 2 centimètres en dedans de la ligne mamelonnaire droite. La plus grande partie de cette matité appartient au cœur, tandis que la surface mate qui, en dehors s'étend jusque dans la région axillaire, est due à un épanchement pleurétique léger. A ce niveau, en effet, le frémissement vocal et le murmure vésiculaire sont abolis. A la partie supérieure on perçoit des frottements pleuraux en grand nombre. La respiration à droite et en avant, au niveau du bord antérieur du poumon, est obscure. La matité cardiaque n'est que faiblement modifiée par les changements de position. Les bruits du cœur à la partie inférieure du sternum et sur les limites du cœur sont très retentissants. Le premier bruit, au niveau de l'appendice xiphoïde, est plus fort que sur le bord du cœur. Dans le premier espace intercostal gauche, le deuxième bruit est sensiblement plus élevé qu'au point correspondant du côté droit, et il est par intermittence dédoublé.

Diagnostic. — Dextrocardie congénitale sans transposition des gros vaisseaux.

Citons l'observation de Scholl *(Therapeutische Monatschefte)* 1891, où est exposé le cas d'un négociant, vif, alerte, n'ayant jamais été souffrant, qui depuis quelques jours se plaint de dyspnée d'effort, et est trouvé porteur d'un cœur à droite. La matité cardiaque reproduit chez lui l'image symétrique du cœur en position normale vu dans un miroir. Pas de signes de lésions valvulaires. Tous les autres organes sont dans leur place habituelle. Rien n'est révélé à l'examen des poumons. Le diagnostic basé fut celui de dextrocardie congénitale.

OBSERVATION XXIX (inédite).

(Due à l'obligeance de M. le professeur Teissier, salle des 3e Femmes. Hôtel-Dieu de Lyon.)

Mlle M., dix-neuf ans, lingère. Mère morte il y a six ans d'une maladie de cœur. Elle avait des habitudes alcooliques. Son père vivant, a des habitudes éthyliques. Une sœur vivante, atteinte au dire du médecin qui la soigne d'une affection cardiaque. (Défaillances. Syncopes fréquentes.)

La malade elle-même est restée jusqu'à l'âge de treize ans, sans être incommodée que par des palpitations survenant à la suite d'exercices violents. Elle n'avait jamais remarqué qu'elle eût le cœur à droite.

A treize ans, premier séjour dans le service de M. Drivon,

médecin des hôpitaux, pour une affection fébrile avec toux et vomissements. M. le Dr Drivon constate chez elle l'existence d'un rétrécissement mitral. C'est de ce premier séjour que la malade fait dater le commencement de son affection. Palpitation, dyspnée au moindre effort, défaillances, bronchites tous les hivers.

A seize ans, première crise d'asystolie. La malade entre chez M. Bard. Les accidents cessent au bout de quinze jours sous l'influence de la digitale. C'est seulement à partir de ce moment, que la malade sent que son cœur bat à droite. La malade sort bien guérie après quatre mois de séjour, ne gardant que des palpitations toujours très intenses. Dès lors, tous les hivers la malade passe quelques semaines à Saint-Pothin pour des crises d'asystolie survenant sans cesse apparentes.

Les années passées, séjour de trois semaines aux 3e Femmes. Après trois jours de traitement ioduré, la malade est mise au lait et à la digitale et sort bien guérie.

Donc en tout cinq crises d'asystolie.

Entre temps, la malade prend la syphilis il y a deux ans. Soignée aux Chazeaux pendant huit mois. Accidents secondaires discrets. Pas de syphilis pigmentaire. Pas de céphalée.

Pendant les courts répits dont elle a pu disposer, la malade a exercé la profession de lingère dans divers couvents et en ville, Le travail est, dit-elle, pénible (12 heures par jour). La nourriture insuffisante, elle est exposée au froid et à l'humidité.

Jamais de rhumatisme. Pas d'alcoolisme. Réglée à quinze ans, toujours régulièrement.

La malade a remarqué qu'à chaque époque il y a recrudescence de symptômes subjectifs, en même temps qu'apparaît un léger œdème des membres inférieurs.

Actuellement, la malade rentre dans un état de santé satisfaisant, les palpitations constituent le seul symptôme pénible qu'elle accuse. La respiration est irrégulière.

Les digestions se font bien, quoique l'appétit soit notablement diminué. Ni diarrhée, ni constipation. Pas de vertige, ni de céphalée Perte des forces assez marquée. La malade travaille jusqu'au jour de son entrée.

A l'examen, on est frappé de l'aspect extérieur du thorax qui est en forme de sablier, évasé dans ses parties supérieures et inférieures, rétréci à sa partie moyenne, aplati latéralement, et le sternum fortement projeté en avant. La malade affirme n'avoir jamais porté de corset serré. En arrière, il existe une légère scoliose à convexité droite et une courbure beaucoup plus accentuée à convexité gauche. La région scapulaire droite est bombée. La gauche diminuée. La région située à droite du sternum montre une voussure très nette. A la simple inspection, on la voit animée de battements très marqués : il y a deux centres maxima, l'un au niveau du cinquième espace intercostal droit, à 9 centimètres de la ligne médiane, l'autre au niveau de l'appendice xiphoïde. Du reste, toute cette région paraît comme soulevée en masse à chaque systole cardiaque.

La percussion permet difficilement de déterminer l'aire de matité cardiaque.

La matité s'étend, *en dehors*, à 13 centimètres de la ligne médiane ; en haut, à 7 cm, 50 de la clavicule ; à gauche, elle s'étend suivant une surface triangulaire jusqu'à 7 cm. 50 de la ligne médiane.

A la palpation, on sent deux centres de battements indiqués plus haut. Le premier bat dans le cinquième espace intercostal, à 13 centimètres du sternum, en dedans du mamelon. Le deuxième centre bat vers l'appendice xiphoïde. Le choc du cœur se perçoit dans toute l'aire de matité. A la pointe, frémissement présystolique, il semble systolique. Battements très irréguliers, avec intermittences nombreuses.

A l'auscultation : A la pointe qui correspond à l'appendice xiphoïde, on entend un premier bruit très éclatant, suivi immédiatement d'un léger souffle systolique.

Après une série de systoles rapides en salves survient une intermittence et à la révolution cardiaque suivante le premier bruit disparaît. Le souffle devient alors intense, occupe tout le petit silence.

A la base, c'est-à-dire dans le deuxième espace droit à 4 centimètres du sternum, le deuxième bruit est dédoublé. Le deuxième temps du dédoublement paraît être le plus intense.

Dans les vaisseaux du cou, le deuxième bruit paraît renforcé de souffle veineux continu.

Aux poumons : A droite et en arrière, au sommet, sonorité exagérée. Inspiration rude et bruyante, expiration prolongée. Pas de râles.

Au sommet gauche, respiration absente. Dans la fosse sus-épineuse, la fin de l'inspiration est rude et renforcée.

A la base droite, submatité, retentissement de la toux et de la voix. Augmentation des vibrations. Râles sous-crépitants à la fin de l'inspiration.

Dans le tiers inférieur du poumon gauche, aux deux temps. et surtout à la fin de l'inspiration, on sent à la main un frottement rude. Vibrations diminuées.

La malade tousse depuis deux jours. Toux quinteuse, sèche.

Le foie mesure sept travers de doigt de matité. Son bord inférieur est douloureux à la pression et déborde nettement les fausses côtes de deux grands travers de doigts.

L'estomac n'est pas dilaté.

La rate est appréciable. Quatre travers de doigts de matité.

19 juin. — Vers l'appendice xiphoïde, on a souffle diastolique intense occupant la présystole et empiétant également sur la systole. Dédoublement du deuxième bruit.

Au poumon, au sommet droit, inspiration rude. Battement à la fin de l'inspiration.

Examen radiocospique ; Le cœur représenté par une grosse masse sombre est ramenée vers la ligne médiane. A droite et dans les espaces correspondants à la deuxième, troisième et quatrième côte, il existe une masse qui semble répondre à la base du cœur déplacé.

Cette malade fut présentée à la Société des Sciences médicales de Lyon le 9 novembre 1892 comme atteinte de dextrocardie congénitale.

En faisant cette énumération de cas diagnostiqués congénitaux pendant la vie, notre but a été de montrer que le tableau clinique de l'ectopie cardiaque congénitale ainsi comprise ne différait pas essentiellement des cas dont nous avons fait l'exposé dans les précédents chapitres et où l'autopsie est souvent venu nous faire constater la cause pathologique de la dextrocardie. Il est regrettable que les auteurs qui ont publié ces diverses observations ne se soient appliqués à faire l'histoire des antécédents de leurs malades d'une façon plus complète. Des renseignements ainsi recueillis auraient peut-être pu servir à éclaircir la pathogénie de l'ectopie.

Quoi qu'il en soit, nous avons déjà constaté que ces antécédents sont rarement réduits à la négative. Nous voyons les malades se plaindre de dyspnée, de palpitations. Ils signalent quelquefois dans leur enfance, des fluxions de poitrine, des pneumonies. Ils sont souvent porteurs de traces de vieilles lésions pleuro-pulmonaires. Les difformités thoraciques sont particulièrement fréquentes. Parmi les douze cas que nous citons, huit fois, nous voyons signalées les rétractions de la paroi thoracique antérieure. Les déviations de la colonne vertébrale sont loin d'être rares. Il est des cas où il est sans doute difficile de retrouver la véritable cause de ces déformations, un facteur pathologique doit cependant être incriminé. Les diverses autopsies dont nous avons donné le compte rendu, nous ont montré à la suite de quelles lésions pleuro-pulmonaires le cœur se dévie et se fixe dans sa situation anormale.

La pleurésie, quelle que soit sa nature, la tuberculose chronique du poumon, la pneumonie, la bronchite, la syphilis ont tour à tour été incriminées pour expliquer la sclérose pulmonaire et les dextrocardies consécutives. Ce sont ces mêmes causes que nous invoquons pour expliquer la pathogénie du dernier groupe des ectopies que nous avons citées et que divers auteurs ont appelées congénitales. Il est d'abord des signes qui ne peuvent laisser de doute sur l'état du parenchyme pulmonaire. Nous avons souvent noté en effet au sommet du poumon droit, de la submatité, du frémissement vocal, de la diminution du murmure vésiculaire — à gauche de la sonorité exagérée — de l'expiration prolongée. N'avons-nous point là des signes révélateurs de l'emphysème du poumon gauche, de l'induration du lobe supérieur du poumon droit? Quand la paroi thoracique de ce même côté est déformée, quand la partie antérieure de cette paroi est excavée, n'avons-nous pas lieu de supposer qu'un processus inflammatoire chronique est venu relier par des adhérences solides et la plèvre symphysée et la paroi thoracique, que sous l'action rétractile de ces adhérences, la paroi thoracique s'est affaissée ? Nous pouvons admettre que des phénomènes semblables se sont passés au niveau du médiastin, et que d'un côté la traction des adhérences, de l'autre la poussée du poumon gauche emphysémateux aient eu comme conséquence l'ectopie permanente du cœur à droite.

Dans bien des cas, sans doute, il est difficile de faire remonter à une date exacte le début de l'affection, qui a évolué sans fracas, et dont les lésions sont cependant irrémédiables. Dans le cas de Lüsmann (obs. IX de notre série), c'est l'affection pulmonaire contractée par le malade à l'âge de deux ans, et aux processus inflammatoires chroniques, dont elle a été le point de départ, que nous devons attribuer la cause et de la rétraction thoracique droite et de l'ectopie. Il en est de même dans l'observation suivante de Bamberger où le patient dans sa jeunesse contracte une pneumonie..., bien d'autres cas existent où ces phénomènes pathologiques du début ont été si insidieux qu'ils n'ont point fait date dans l'esprit des malades. Mais ces exemples sont à rapprocher de ces observations que nous avons rapportées dans les chapitres antérieurs et où l'autopsie est seule venu montrer la cause de l'ectopie. Rappelons la malade de M. Grasset, chez laquelle l'on posa le diagnostic de dextrocardie congénitale, et où la nécropsie vint montrer un cœur refoulé à droite par un poumon gauche très distendu et un petit épanchement enkysté siégeant dans la gouttière vertébrale gauche. Citons aussi le malade de Pascheles et Pallaul, où l'ectopie fut diagnostiquée congénitale, et où l'autopsie vint en montrer la vraie nature.

D'ailleurs, à ces observations diagnostiquées congénitales pendant la vie, opposons celles bien rares, il est vrai, où l'autopsie est venue ajouter son contrôle. Nous verrons combien diffèrent les tableaux cliniques présentés par ces deux espèces de malades.

Nous avons déjà dit les caractères essentiels que l'on attribue à la dextrocardie congénitale isolée. Le cœur se trouve à droite, dans une situation symétrique à celle qu'il occupe normalement à gauche. Son grand axe est dirigé de haut en bas et de gauche à droite. Il est interverti dans ses cavités et ses valvules. Le cœur droit est artériel, le cœur gauche veineux; les gros vaisseaux ont, par suite, interverti leur origine. L'aorte prend naissance dans le ventricule droit, l'artère pulmonaire dans le ventricule gauche; en un mot, le cœur est à droite, reproduisant l'image du cœur normal vu dans un miroir, c'est un *Spiegelbild*, selon l'expression allemande.

Une semblable description correspond-elle à la réalité des faits? Les quelques comptes-rendus nécropsiques que possède la littérature médicale viennent-ils confirmer l'idée, qu'*à priori*, on s'est faite de la dextrocardie congénitale?

Les observations avec autopsie sont, il est vrai, peu nombreuses. C'est surtout chez le nouveau-né que ces dernières ont été prises, et tout à l'heure l'on en saisira la raison.

OBSERVATION XXX

(Brechet, *Archiv. für pathologie Anatomie*, 2814.)

Enfant âgé de un mois. Cyanosé. Cœur à droite. Vice d'un *septum atriorum*. Un seul ventricule. Pas de rate. *Spina bifida*.

OBSERVATION XXXI

(Brechet, *ibidem.)*

Enfant de six semaines. Cœur médiocre, un seul ventricule.

OBSERVATION XXXII

(*Virchow Archiv.*, XXII)

Chez un nouveau-né, cœur à droite. Vice du *septum atriorum* et du *septum ventriculosum*.

OBSERVATION XXXIII

(De Barry, *ibidem.*)

L'aorte et l'artère pulmonaire prennent naissance dans un même ventricule. *Septum atriorum* et incomplet.

OBSERVATION XXXIV

(Grumach. *Berl. klin. Woch*, 1890.)

Enfant de quinze ans. Parents bien portants. Atteint depuis bientôt deux ans de dyspnée et de cyanose.

Etat actuel. — Forte cyanose, mauvais développement du corps Doigts en baguette de tambour. Dans l'hémithorax gauche manque la matité normale du cœur, mais il existe au niveau de l'hémithorax droit une région morte, donnant l'image de la matité cardiaque normale renversée. Elle commence en haut de la troisième côte, s'étend à gauche à 1 centimètre du bord gauche du sternum et, à droite elle va jusqu'à 5 centimètres à droite du bord droit du sternum. Dans toute la hauteur du poumon respiration à timbre élevé. Inspiration plus rude à gauche qu'à droite. Des deux côtés en arrière et en dehors, râles sonores. Le frémissement pectoral est plus fort à droite qu'à gauche. A la pointe du cœur on perçoit un bruit systolique court accompagné d'un souffle. Bruit diastolique faible. A la pointe de l'appendice xiphoïde les signes sont les mêmes, mais le souffle systolique est plus élevé, plus fort, plus prolongé. Au niveau du premier espace intercostal à droite du sternum, on perçoit un bruit systolique court suivi d'un souffle, et d'un bruit diastolique fort. Au niveau du deuxième espace intercostal à gauche du sternum, on perçoit un souffle systolique prolongé d'un timbre très élevé et un bruit systolique particulièrement sourd. On perçoit le souffle diastolique au milieu du sternum avec presque autant d'intensité à la hauteur de la quatrième côte. En avant et à gauche au niveau des quatrième et cinquième côtes entre la ligne paroi-sternale et mammillaire les bruits du cœur et les souffles paraissent lointains. Les autres organes sont en position normale.

Diagnostic : Dextrocardie congénitale sans inversion des autres viscères. Le malade meurt de lésions bacillaires.

Autopsie : L'axe du cœur va de haut en bas et de gauche à droite. Le ventricule droit plus gros que le gauche forme la pointe du cœur située à droite derrière la côte. Lé foramen ovale est ouvert. Le ventricule droit est dilaté et hypertrophié. Les valvules sigmoïdes pulmonaires manquent. L'ouverture de l'artère pulmonaire ne laisse passer qu'une sonde fine. Le ventricule gauche est plus petit que le droit. L'aorte se trouve à droite et en avant de l'artère pulmonaire et passe au-dessus de la bronche droite. Dans la partie postérieure du septum antérieur l'on trouve un orifice. Le trou de Botal est fermé. Le poumon gauche a deux lobes, le poumon droit en a trois; au sommet des cavernes. Rien d'anormal dans l'abdomen.

OBSERVATION XXXV

(Granboom, *Zeitschrift für klin. Medizin,* XVIII, 1890.)

Autopsie : Axe du cœur dirigé de haut en bas et de gauche à droite. Ventricule droit à paroi épaisse et participe à la formation de la pointe du cœur. L'aorte y prend naissance. Il possède une valvule tricuspide. L'oreillette reçoit la veine pulmonaire. Le ventricule gauche est postérieur, il a une paroi mince.

L'artère pulmonaire y prend naissance. Il a une valvule mitrale. L'oreillette reçoit la veine cave.

OBSERVATION XXXVI

Homme, vingt ans, *Cispriani. Le Sperimentale,* XVI, 1890).

Autopsie : Grand axe dissipé de haut en bas et de gauche à droite. Pas de trace de *septum atriorum.* Septum interventriculaire très incomplet. Sténose de l'artère pulmonaire. Les veines pulmonaires et la veine cave confluent dans un même sac membraneux. L'artère pulmonaire se détache de l'aorte.

A ces observations, ajoutons celle toute récente où la

radiographie, comme une vivisection est venue montrer la position du cœur.

OBSERVATION XXXVII

(Paul Bonheim, *Inaugural-Dissertation*, Kiel, 1900).

Malade âgé de sept ans. Garçon, Karl H., fils d'un teinturier de Köpnik. La mère vient avec lui à la Policlinique. Elle avait remarqué qu'après un petit effort son fils avait de la dyspnée et se cyanosait.

Antécédents héréditaires. — Pas de maladie de cœur chez les ascendants du malade, mère bien portante. Père atteint de catarrhe pulmonaire chronique. La sœur du père mourut à la suite d'une chute dans la rue.

Des neuf enfants qu'eut cette femme, deux sont morts en bas âge de maladie aiguë. Des six survivants, j'ai pu en observer cinq, tous bien portants, sans anomalie du cœur.

La première est une fille toujours souffrante. L'examen fait par les rayons Rœntgen montra que le cœur était à sa place normale

Le malade arriva à terme. Quelques temps après la naissance, les parents remarquèrent que la coloration de l'enfant tirait légèrement vers le bleu. Ils crurent que leur fils avait un teint particulièrement délicat.

Le malade se développa normalement. Il put marcher à l'âge ordinaire. A ce moment, la mère remarqua qu'au moindre effort la figure de l'enfant devenait bleue et qu'il éprouvait une gêne respiratoire intense, Ces phénomènes s'accentuèrent dès que l'enfant commença à jouer dans la rue. Il lui devint très pénible de monter les escaliers et de participer aux jeux de ses camarades. Le malade est toujours gai et de bonne humeur. Il a l'intelligence des enfants de son âge. Bon appétit. Bon sommeil. tranquille. Pendant les heures de repos, il éprouve une sensation de bien-être particulière. Il se plaint souvent d'avoir les mains et les pieds froids.

Comme maladies antérieures, il faut signaler la rougeole à cinq ans. On n'eut jamais recours à l'aide d'un médecin. La mère, dont les affirmations sont dignes de foi, assure d'une façon formelle qu'il n'a jamais souffert de la poitrine. Il n'aurait jamais eu de toux un peu forte. Le malade est gaucher.

État actuel. — Le malade est un petit garcon, resté sensiblement en retard au point de vue corporel. Son squelette est frêle. La musculature peu développée. La peau forme des plis quand on la pince. La peau du corps est sèche. Pas d'œdème. Pas d'engorgement ganglionnaire. Figure fortement cyanosée, surtout à la pointe du nez, aux lèvres et aux joues. Les doigts sont longs, renflés aux extrémités en baguettes de tambour, froids, au toucher. Le pouls est légèrement arythmique, bat à 75 pulsations à la minute, assez plein, dépressible.

La respiration est régulière. Un peu de dyspnée d'effort.

Le thorax dans sa moitié supérieure est légèrement aplati. La partie inférieure est bombée, plus à droite qu'à gauche.

Le tour du thorax mesure à la hauteur du mamelon à droite 28 centimètres, à gauche 26 centimètres. Les mouvements respiratoires sont égaux des deux côtés du thorax. Le cou est normal.

L'inspection ne donne pas de pulsations dans la région normale du cœur. Par contre, on peut observer une légère ondulation de la paroi dans la région de la quatrième et de la cinquième côte à droite ; ni à gauche ni à droite l'on ne peut observer une pulsation qui puisse être prise pour le choc de la pointe.

A la palpation, pas de frémissement.

A droite du sternum, au-dessous de la quatrième côte, on sent très distinctement le choc du cœur. On ne sent pas le choc de la pointe dans le décubitus horizontal. Quand le malade est couché sur le côté, on sent une pulsation circonscrite qui bat légèrement contre le thorax, dans la ligne mamillaire et principalement dans le cinquième espace intercostal. Dans l'angle épigastrique, on sent de même une pulsation.

La percussion des sommets donne un son pulmonaire clair,

dans le creux sus-claviculaire. Si l'on percute à gauche, suivant la ligne mamillaire et para-sternale, on trouve un son clair qui, au niveau de la sixième côte, devient tympanique.

A 1 centimètre à gauche du sternum, on trouve une matité qui arrive en haut jusqu'au bord supérieur de la quatrième côte.

A droite, si l'on percute de haut en bas, on délimite au niveau de la quatrième côte une zone de matité qui se continue en bas avec la matité hépatique. Cette zone de matité s'étend jusqu'à demi-centimètre de la ligne mamillaire droite. Dans le creux axillaire, le son pulmonaire arrive jusqu'à la septième côte.

Les limites du poumon s'étendent en arrière jusqu'à la onzième vertèbre dorsale.

La figure de la matité du cœur se déplace respectivement à gauche et à droite de 1 centimètre.

A l'auscultation. — A gauche du sternum, à la place normale du cœur, on entend un bruit systolique léger et lointain, et un bruit diastolique léger.

A droite, dans la ligne mamillaire, au niveau du cinquième espace intercostal, un bruit systolique et un deuxième bruit diastolique.

A la base du cœur, on entend, au niveau du deuxième espace intercostal, à gauche du sternum, un bruit systolique intense, et un deuxième bruit léger. Sur le sternum le bruit est tout aussi net. A droite, ces bruits sont aussi perçus. Cependant le bruit systolique est moins net. Sur les carotides un bruit seulement est perçu.

Le bruit respiratoire est, de chaque côté, purement vésiculaire.

Par une ausculation profonde, on trouve que l'expiration à droite est plus forte que celle du côté gauche et que l'inspiration à gauche est plus forte que celle du côté droit.

La transmission des vibrations est égale des deux côtés.

La colonne vertébrale est sensiblement déviée vers la droite dans la région comprise entre la sixième et la dixième vertèbre dorsale.

Les bras sont également développés des deux côtés. La circonférence des deux avant-bras est de 14 centimètres. La mobilité est plus dévelopée à gauche. La force est plus grande à droite.

L'abdomen est normalement développé. La matité du foie est à droite à la place habituelle, il ne dépasse pas les fausses côtes. La rate est à gauche. Elle n'est pas hypertrophiée. A gauche se trouve le son tympanique de l'estomac. — Par une palpation profonde on peut percevoir, à gauche de la colonne vertébrale, les pulsations de l'aorte abdominale.

— Le testicule gauche est plus bas que le droit.

— Le système nerveux est normal. Les pupilles réagissent promptement. Les réflexes patellaires sont normaux.

— Urines normales. Dans nos premières analyses, nous avons trouvé une trace d'albumine qui ne reparut point ensuite.

Examen radioscopique. — L'examen radioscopique pratiqué par M. le professeur Grummach, dans le laboratoire impérial, nous montre (l'éclairage étant fait par derrière, nous avons vu sur l'écran l'image de la face antérieure des organes thoraciques).

La cage thoracique composée du sternum et des côtes.

Les côtes se relevaient et s'abaissaient à chaque mouvement respiratoire.

Dans la moitié inférieure du thorax nous vîmes une grosse ombre animée de pulsations et qui, par ses contours extérieurs, formait la figure du cœur. La figure était à peu près triangulaire. La pointe était dirigée en bas et à droite. La base était en haut et à gauche.

L'axe du cœur était donc dirigé de haut en bas, et de gauche à droite.

L'ombre arrivait avec la pointe presque jusqu'à la limite droite du thorax. A gauche, elle dépassait le sternum d'environ 1 centimètre.

On voyait nettement sur l'écran chaque contraction du cœur, et l'on remarquait comment la pointe du cœur était poussée chaque fois vers les côtes. De la base s'élevait une ombre en forme de ruban large, d'environ 2 centimètres. Elle se portait à gauche en dessinant une courbe représentant un *s* italique. Elle disparaissait sous le sternum et descendait de nouveau à gauche de cet os. C'était l'aorte.

Au-dessous de l'ombre cardiaque, l'on percevait l'ombre hépatique située à droite de l'abdomen.

A gauche, l'on voyait une deuxième ombre, plus petite et estompée, qui fut prise pour l'ombre de la rate.

Un deuxième éclairage, fait de devant en arrière, nous permit de vérifier les mêmes rapports d'organes.

De cet ensemble de faits, quelles idées générales peut-on déduire?

Nous voyons d'abord que la position du cœur à droite est le plus souvent liée à d'autres anomalies, dans la formation de l'organe, plus importantes au point de vue vital. Ces anomalies sont diverses, varient suivant les cas, et l'on ne peut citer deux observations où les résultats nécropsiques soient exactement semblables.

La plus fréquente de ces anomalies consiste dans des vices de conformation, soit du septum interauriculaire, soit du septum interventriculaire. Ceux-ci, habituellement sont perforés, quelquefois ils font complètement défaut. Nous voyons notées des différences dans les divers ventricules. Dans le cas de Brechet, on trouve un cœur avec un seul ventricule qui donne, à la fois, naissance à l'aorte et à l'artère pulmonaire. Les valvules, soit mitrales, soit tricuspides, peuvent ne pas exister, on ne les a jamais notées interverties.

Du côté des vaisseaux, on voit l'absence de valvules sigmoïdes. L'artère pulmonaire se détache quelquefois de l'aorte. La lésion la plus fréquente est le rétrécissement de l'artère pulmonaire.

L'axe du cœur est dirigé de haut en bas et de gauche à droite.

Quoi qu'il en soit, *nous n'avons pas trouvé un seul exemple dans la littérature médicale où le cœur reproduise à droite l'image symétrique du cœur normal.* Dans la dextrocardie congénitale isolée, le cœur n'existe point interverti comme dans l'hétérotaxie splanchnique totale. *Cette inversion est incomplète.* Dans le cas de Granboom, il y a inversion dans les cavités cardiaques. L'aorte prend naissance dans le ventricule droit, l'artère pnlmonaire dans le ventricule gauche. Ces cavités sont encore séparées par leurs valvules respectives : valvule tricuspide à droite, valvule mitrale à gauche.

D'ailleurs, si l'inversion des ventricules existe dans la dextrocardie avec hétérotaxie ou sans hétérotaxie, Elle existe aussi dans le cœur à gauche comme le montrent deux observations de Rokitanski. L'inversion des cavités n'est donc point pathognomonique de la dextrocardie congénitale.

En résumé, le compte rendu nécropsique de ces cas d'ectopie, que nous nous sommes efforcé de réunir au complet, nous enseigne que la dextrocardie congénitale est liée à des anomalies diverses dans la structure du cœur. Ces anomalies sont telles que les sujets qui en sont porteurs sont dans l'impossibilité de vivre. Et c'est à ce point de vue, dit Granboom. qu'elles intéressent le pathologiste.

CHAPITRE V

DIAGNOSTIC

Pour être complet, le diagnostic de la dextrocardie doit être envisagé à plusieurs points de vue. On déterminera d'abord :

1° La position exacte du cœur, la direction de son axe;

2° La position respective des différents organes : vaisseaux, foie, rate ;

3° On cherchera à la suite de quels processus le cœur ectopié a pu se fixer dans sa situation anormale ;

4° On déterminera *enfin* les vices du cœur.

Au premier rang des signes physiques, mis en usage pour la recherche du cœur, vient l'inspection. Celle-ci peut attirer notre attention sur les différents foyers de battements, malheureusement elle ne peut nous dire à quelle partie du cœur ils appartiennent. Les différences dans l'amplitude, dans la forme ou dans la force de ces pulsations seraient trop difficiles à constater pour pouvoir être utiles. Habituellement, l'inspection nous permet de constater deux foyers de battements. L'un, siégeant au niveau des deuxième et troisième espaces intercostaux à droite du sternum : l'autre, au voisinage de l'appendice xiphoïde. Parfois, c'est par une sorte d'ondulation de la paroi, que le cœur traduit sa présence à droite du sternum. Ces renseignements ne sauraient cependant suffire pour déterminer la situation du cœur. Les divers procédés d'investigation sont nécessaires.

La percussion est un moyen plus fidèle. On peut, parfois, d'une façon à peu près exacte reproduire les limites du cœur. Nous ne citerons, comme exemple, que le tracé recueilli par M. le professeur agrégé Pic, sur un malade de son service et dont nous avons déjà donné l'observation. Le procédé qu'il préconise, percussion avec dépression latérale, est le seul qui ait pu donner des résultats presque adéquats aux vraies dimensions du cœur. De nombreux tracés pris sur le vivant ont pu à l'autopsie être complètement vérifiés. Les résultats anatomo-cliniques publiés par Pic et Varay, 1899, dans la thèse de Veyrat (Lyon, 1899) et dans la *Province médicale*, Pic et Varay, 1899, confèrent au procédé une réelle valeur. Néanmoins, la percussion n'est pas une méthode systématiquement employée dans la séméiologie cardiaque. Ses renseignements, disent MM. Tripier et Devic sont peu précis en dehors de l'épanchement péricardique abondant et de l'hypertrophie notable du cœur. Dans la recherche des limites du cœur ectopié, négliger la méthode serait cependant se priver d'indications précieuses. Le cœur, en effet, dans ces cas est le plus habituellement en rapport immédiat avec la paroi thoracique. Il n'est point de lames pulmonaires interposées qui peuvent induire en erreur. Et, par suite, il sera d'autant plus facile de s'assurer de la mobilité de cette matité dans les changements de position du malade. Comme Pic l'a montrée (*Province médicale*, 1897, p. 308) au sujet du malade dont nous avons déjà donné l'observation, l'invariabilité des limites de cette matité est un fait qui « incontestablement plaide en faveur d'adhérences pathologiques, maintenant le cœur fixé dans une situation anormale. » Ce signe établit donc d'une façon certaine la nature acquise de l'ectopie.

La phonendoscopie qui n'est guère que la résurrection de la vieille percussion auscultée, peut être concuremment employée avec les divers procédés d'investigation. Son avantage consisterait, si sa valeur était bien prouvée, dans la détermination des limites du foie et du cœur. N'oublions pas que ses résultats sont trop variables et trop personnels pour que la phonendoscopie puisse être érigée en méthode de choix. Ce sont pour ces motifs, du reste, que M. Bouveret (*Lyon médical*, 3 mai 1896) a condamné l'usage du phonendoscope, au bénéfice de la percussion digitale. Nous ne saurions que nous associer à ces conclusions.

A l'auscultation l'on doit rechercher si c'est à droite que siège le maximum des bruits du cœur. Cette méthode ne suffit point pour localiser d'une façon exacte la pointe de la base de l'organe.

La palpation est encore, pour la recherche de la position du cœur, le moyen d'investigation le plus précieux. « Faite à pleine main, dit M. Bard, la palpation donne une image vivante du fonctionnement cardiaque. Il suffit, pour cela, de palper l'organe à pleine main, la paume sur la région de la pointe, les doigts embrassant la plus grande partie possible de la région précordiale, faisant corps aussi exactement que possible avec la paroi thoracique, mais sans pression exagérée, avec une inertie musculaire suffisante pour laisser aux sensations tactiles toute leur puissance. A la palpation, la distinction des vibrations valvulaires et des chocs musculaires est très importante et assez facile à réaliser. Le choc musculaire est perçu par la main, comme un contact plus ou moins appuyé, de caractères différents, suivant les cas, mais éveillant toujours une sensation de pression, en un point ou sur une zone que l'on peut préciser. Le claquement valvulaire, au contraire, détermine une vibration de la paroi, transmise à distance et que la main perçoit comme telle : elle se perd en s'atténuant, à mesure qu'on s'écarte de son centre de production. » C'est à ces caractères magistralement décrits, par M. Bard que l'on peut à la palpation percevoir, au niveau de la base, le claquement sigmoïdien diastolique. Ce signe, découvert en Allemagne par Friedreich et que M. le professeur Bondet a fait connaître en France, peut être fort utile, dans la question qui nous occupe, pour déterminer la position du cœur et la direction de son grand axe.

M. le professeur Bondet a montré que le claquement sigmoïdien est perçu au niveau même de la base. Sa découverte permettra donc de localiser l'origine des gros vaisseaux. Ce signe est, en effet, le seul moyen que nous ayons de distinguer un choc voisin de la base, du choc dû à la pointe elle-même. L'importance de sa constatation dans le diagnostic de la position du cœur a été nettement indiquée par M. Bard, dans son mémoire 1892-1894. Rappelons ses conclusions :

« Quand on ne constate qu'un seul foyer de battements rythmiques situés à droite, il faut le rapporter à la base. La preuve directe en est alors donnée par la constatation du claquement diastolique qui suit l'expansion systolique.

« Quand on perçoit deux foyers de battements systoliques, le choc de la pointe est celui qui est situé le plus à gauche ; il est, en même temps, le plus bas : dans les cas extrêmes, il se rencontre encore à gauche de la ligne médiane, à l'épigastre, où il devient plus apparent dans la station debout.

« Dans les cas de présence réelle de la pointe sous le mamelon droit, comme il arrive dans les cas de dextrocardie congénitale, on rencontre un deuxième foyer qui est celui de la base, au-dessus et en dedans de celui de la pointe : on y constate le claquement diastolique qui fait alors défaut au-dessous du mamelon. »

Pour confirmer le diagnostic de position de la base ou de la pointe du cœur, peut-on se servir de la sphygmographie ? Ce procédé d'investigation a, suivant les auteurs, donné des résultats différents, et tous ne sont pas unanimes à en admettre la valeur clinique.

M. Bard en admet l'insuffisance. Les tracés cardiographiques de la base et de la pointe, dit-il, ne sont pas semblables. Mais leur différence n'est pas assez considérable pour qu'on puisse en tirer un moyen précis pour le diagnostic topographique.

Il est des auteurs, par contre, qui de l'interprétation des tracés tirent des indications précises. Nous citerons comme exemple l'observation de M. Vergely.

« Dans un grand épanchement purulent de la plèrve

gauche, où les pulsations du cœur étaient perçues à la fois à l'épigastre et sous le sein droit, M. Vergely pria M. Jolyet de recueillir simultanément les tracés des battements de la région épigastrique et ceux de la région sous-mammaire. Voici l'interprétation qu'en donne M. Jolyet (tracé).

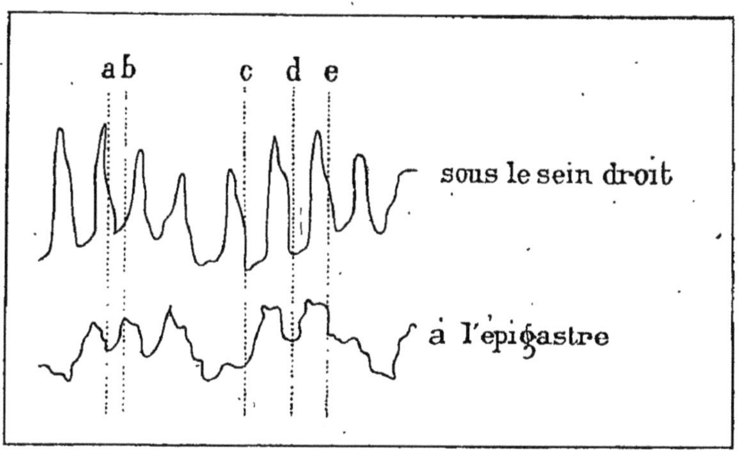

« Le tracé du creux épigastrique, dit-il, est le tracé typique de la systole ventriculaire avec sa période d'état manifestée par le plateau.

Je croirais volontiers que le tracé supérieur, pris au niveau du mamelon droit, est la pulsation aortique. Il ne présente pas la période d'état, en plateau, du tracé ventriculaire. L'élévation de la courbe, qui représente le passage de l'onde pulsatile, a lieu au moment ou un peu après le moment où se produit sur le tracé du ventricule le crochet indiquant l'ouverture des sigmoïdes (ligne *b*) et on voit la courbe redescendre brusquement après le passage de l'onde, notablement avant la fin de la systole ventriculaire, c'est-à-dire à la fin du plateau (concordance de la ligne *c*). »

Carrière, dans un mémoire déposé à la Faculté de Bordeaux *(Déplacement du cœur et des organes abdominaux dans les épanchements pleurétiques)*, déclare avoir retiré, pour la localisation du cœur, des renseignements précieux de l'interprétation des tracés. Il ne faut pas se dissimuler qu'une semblable interprétation est souvent difficile et rappelons à ce sujet le mot du professeur Potain : « N'oubliez pas qu'un tracé mal compris ne sert qu'à induire en erreur et que, à en juger par les fautes commises, bien interpréter un tracé est plus difficile que de le bien recueillir. »

Voilà pourquoi ne sera-ce qu'avec réserve qu'on utilisera la méthode sphygmographique. D'ailleurs, les procédés que nous avons indiqués, la palpation pratiquée suivant les règles de M. Bard : la constatation du claquement sigmoïdien Friedreich-Bondet sont suffisants dans la plupart des cas pour déterminer la position du cœur.

Ajoutons, comme dernière méthode d'investigation, l'emploi des rayons Roëntgen. L'application de la méthode à l'étude des déplacements cardiaques consécutifs aux épanchements pleuraux a fourni dans ces dernières années le sujet d'un travail inaugural fort complet (Signeux, thèse de Paris, 1898). L'auteur conclut que l'examen par les rayons X doit être pratiqué dans les cas d'ectopie par pleurésie gauche. Une telle conclusion doit être portée aussi sur tous les cas d'ectopie en général, quelle qu'en soit la cause. C'est à plusieurs points de vue que cet examen peut être utile : il peut nous montrer d'abord la situation occupée par le cœur. A cet égard, cependant, les renseignements sont vagues. Comme M. Pic le fait remarquer, au sujet du malade qu'il a présenté à la Société des Sciences médicales de Lyon (23 juin 1897), et dont l'observation est citée sous le n° 13, les limites de l'ombre cardiaque sont trop estompées pour qu'on puisse préciser le siège respectif de la pointe et de la base et voir ainsi la direction de l'axe du cœur.

On pourra juger de la véracité de cette opinion par l'épreuve radiographique que nous publions. C'est celle du malade dont nous connaissons déjà l'observation communiquée à la Société des Sciences médicales de Lyon (séance du 30 novembre 1900.)

Cette radiographie a été faite par M. le Dr Destot :

On peut voir sur cette épreuve que le cœur n'est pas à gauche. Il nous est impossible de délimiter d'une façon exacte sa situation dans le côté droit.

La radioscopie, faite par M. le Dr Duplant, permit de voir la pointe du cœur. A l'examen « le malade présentant la face à l'appareil fût légèrement déplacé vers la gauche (10 à 12 centimètres). Dans cette situation les rayons traversant obliquement la cage thoracique, on put apercevoir la pointe du cœur dont les battements purent être observés par tous les spectateurs. L'axe de la pointe était dirigée en bas et à gauche, c'est-à-dire possédant son inclinaison normale, nous pûmes affirmer qu'il y avait eu déplacement de l'organe par traction vers la droite ». Il n'est rien dit de la situation de la base. La radioscopie montre une ombre pulsatile

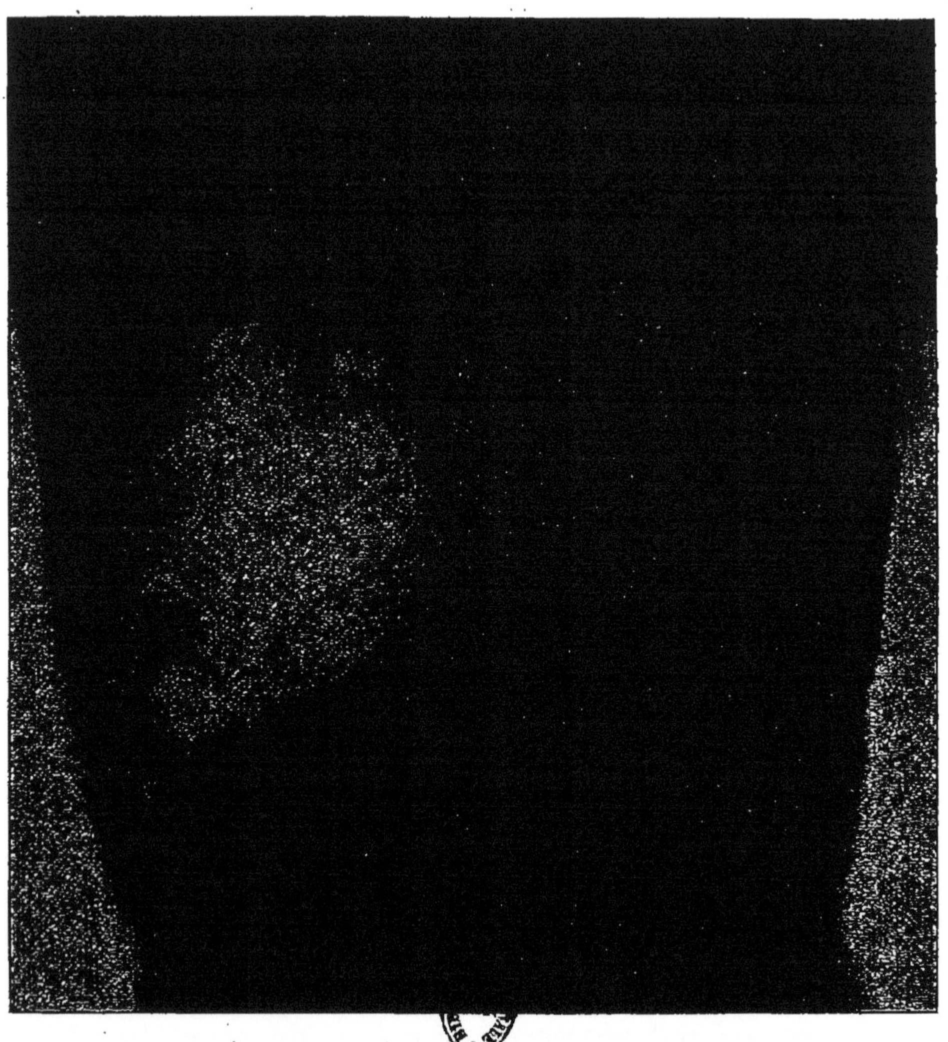

Radiographie du malade dont l'observation est due à l'obligeance de M. le professeur Chappet (Rad. obligeamment offerte par M. le professeur agrégé Pic).

Cœur à droite. Il nous est impossible d'en donner les limites. Abaissement du diaphragme. Aspect moiré des régions intercostales supérieures.

siégeant dans un lieu anormal. Pas plus que la radiographie, elle ne peut servir à déterminer la topographie exacte du cœur ectopié.

Il est des signes cependant que nous montre l'examen fluorescopique et qui ne manquent point d'importance pour établir le diagnostic de la nature acquise de la dextrocardie, grâce aux rayons X, en effet, on peut juger de la mobilité du diaphragme dans les mouvements respiratoires ; on peut noter son abaissement. La transparence de la région pulmonaire permet d'apprécier l'état de la plèvre, l'état du parenchyme. L'aspect moiré de l'épreuve radiographique fait diagnostiquer la présence d'adhérences, dont le rôle est essentiel dans la pathogénie de l'ectopie.

Les deux examens, dont nous publions le compte rendu, ont été pratiqués par M. le Dr Destot, que nous ne saurions trop remercier de l'amabilité avec laquelle il nous a toujours accueilli dans son laboratoire.

Examen de la malade dont l'observation a été citée n° XVII

A l'examen radioscopique pratiqué, par M. Destot on voit :

Abaissement du diaphragme et immobilité absolue dans les mouvements respiratoires. Voussure hépatique, au lieu de correspondre à la cinquième côte, correspond à la huitième.

Pointe du cœur est déviée en bas et en dedans, si bien qu'elle correspond au huitième espace intercostal. Le cœur ne subit pas de déplacement dans les mouvements respiratoires On remarque en haut et à gauche, à l'origine de l'aorte, une ombre représentant un déplacement du médiastin. Respiration du type costal supérieur presque absolue. Péricarde paraît immobile. Dans l'inspiration les sommets s'éclairent beaucoup plus que les bases. L'examen est fait debout.

Examen de la malade dont l'observation a été publiée n° XXIX

Examen pratiqué le 19 février 1901 Mlle M...
Service de M. Josserand, médecin des Hôpitaux.

On voit en avant et à droite une grosse masse oblique partant de la clavicule et joignant en ligne directe le mamelon. Immédiatement au-dessous, dans les mouvements d'inspiration, on voit entre cette masse et le dôme hépatique une surface plus claire, néanmoins, la malade ayant de l'ascite, le diaphragme étant refoulé, cette aire claire n'est pas très nette; à gauche, on aperçoit une masse sombre qui ne tient pas la place normale du cœur, mais est déplacée en dedans.

En arrière, on voit d'abord à gauche une grosse masse sombre qui répond au cœur, mais qui est ramenée vers la ligne médiane. A droite et dans les espaces correspondants à la deuxième, troisième et quatrième côte, il existe une masse sombre qui semble répondre à la base du cœur déplacée.

Le diagnostic de position du cœur établi, il importe de s'assurer de la situation respective des divers organes et d'éliminer ainsi les cas où le cœur est à droite, par suite d'une inversion générale de tous les viscères. C'est généralement la position du foie et de la rate qu'on détermine. Et, pour ce faire, les procédés séméiologiques ordinaires sont mis en usage.

On a vu parfois de grosses erreurs accompagner le diagnostic de position du foie. On cite dans la clinique de Ziemssen une observation où, pendant la vie, fut porté le diagnostic d'hétérotaxie splanchnique totale. A l'autopsie on trouva un énorme exsudat de la plèvre gauche. Le cœur avait été refoulé vers la droite et le diaphragme se trouvait tellement abaissé, que la matité perçue dans l'hypocondre gauche, en imposait pour la matité hépatique. Dans l'hypocondre droit, la percussion donnait un son tympanique dû à la présence du côlon transverse. De telles erreurs, rares sans doute, sont instructives et nous avons tenu à en signaler la possibilité.

C'est par la recherche du foie et de la rate qu'il est le plus aisé d'arriver au diagnostic d'hétérotaxie splanchnique locale. Les autres constatations ne sont, en effet, possibles que suivant les sujets, et leur valeur n'est pas aussi grande que certains auteurs, et en particulier les auteurs allemands, ont bien voulu l'assurer.

Chez certains sujets maigres, aux parois souples, on peut arriver à sentir les pulsations de l'aorte abdominale. Si celles-ci sont perçues à droite, on peut avoir un signe de plus en faveur de l'inversion viscérale généralisée.

L'examen des testicules est aussi recommandé. A l'état normal, le testicule gauche descend plus bas que le testicule droit. Dans l'hétérotaxie splanchnique, la constatation inverse serait à faire.

Dans ces derniers temps on a encore signalé la déviation à gauche de la colonne vertébrale. L'on sait qu'à l'état normal celle-ci dévie légèrement vers la droite. Les uns prétendent que cette déviation est due à l'emploi plus fréquent du bras droit et à la traction qu'opère ce bras sur la colonne vertébrale; d'autres écrivent que cette déviation est un phénomène mécanique dû à la traction naturelle que le foie, par suite de son propre poids, exerce dans l'hypocondre droit.

Si cette pression se fait sentir dans l'hypocondre gauche, comme cela a eu lieu dans les cas d'hétérotaxie splanchnique totale, la colonne subira une déviation vers la gauche. Nous ne pensons pas qu'une grande valeur doive être attachée à ces signes, surtout constatés séparément. Leur réunion peut donner plus de poids au diagnostic.

Il devient difficile de rechercher l'inversion pulmonaire, c'est-à-dire de reconnaître cliniquement le poumon qui a deux lobes et le poumon qui en a trois. Un auteur allemand, Seitz, fait le diagnostic d'inversion pulmonaire, d'après les symptômes suivants : Dans le poumon normal, dit-il, on trouve au sommet droit une inspiration plus faible que du côté gauche ; par contre l'expiration est plus prolongée à droite et revêt un caractère plus bronchial qu'à gauche. La transmission des vibrations est mieux perçue à droite qu'à gauche. Quand les divers caractères de la respiration à droite se trouvent à gauche, l'auteur allemand conclut que le poumon gauche a trois lobes et que le poumon droit en a deux. Il nous suffira de faire remarquer combien de semblables signes sont difficiles à percevoir, les variations individuelles auxquels ils sont soumis, soit par suite des altérations pathologiques dont le poumon est le siège, ou encore par suite de divers degrés de développement des muscles de la ceinture scapulo-humérale, pour que nous puissions comprendre que, dans la plupart des cas, le diagnostic d'inversion pulmonaire soit impossible.

Une autre recherche non moins importante à mener

dans l'état des malades à cœur ectopié est celle des anamnestiques. C'est par les antécédents pathologiques en effet, que souvent l'on pourra éclaircir la pathogénie de l'ectopie. Il est des cas assez fréquents où ces antécédents sont nuls. L'on sait avec quelle tolérance certains épanchements pleuraux sont tolérés. Cela surtout se voit chez l'enfant. Celui-ci, « fait sa pleurésie » sans éveiller l'attention de son entourage. La pleurésie évolue, l'épanchement se résorbe, et l'appareil pleuro-pulmonaire devient le siège de processus inflammatoires chroniques qui auront comme effet la sclérose pulmonaire, la formation d'adhérences, les déformations thoraciques et, dans quelques cas, l'ectopie. C'est donc par les signes physiques de ces diverses lésions, que bien d'autres affections que la pleurésie peuvent produire, que l'on établira le diagnostic de dextrocardie de cause pathologique.

Les divers signes que ces observations nous ont déjà donnés : diminution du murmure vésiculaire, respiration soufflante, résistance au doigt, augmentation des vibrations, et surtout l'affaissement de la partie droite du thorax seront autant de symptômes qui plaideront en faveur de l'origine acquise de l'affection.

L'immobilité de la matité cardiaque dans les changements de position du malade (Pic), le pouls paradoxal de Kusmaül plaideront en faveur de la même pathogénie.

A la radiographie, l'aspect moiré de l'épreuve dénotera la présence d'adhérences.

A la radioscopie, l'immobilité du diaphragme, l'immobilité du péricarde pendant les mouvements respiratoires montreront aussi que des tissus inflammatoires organisés maintiennent ces organes dans une situation anormale et diront le mécanisme de l'ectopie.

Nous avons vu enfin combien étaient fréquentes dans les cas d'ectopie suivis d'autopsie les anomalies dans la structure du cœur. C'est par le diagnostic de ces anomalies qu'on arrivera à reconnaître l'origine congénitale de la dextrocardie.

Nous avons noté que, du côté du cœur, l'anomalie la plus fréquente consistait dans un vice de développement soitdu septum auriculaire, soit du septum interventriculaire. Dans ce dernier cas, le malade présentera l'aspect clinique de la maladie de Boyer caractérisée par les trois symptômes décrits par l'auteur lui-même et qui sont :

1° Un frémissement cataire. Ce phénomène est loin d'être constant ;

2° Un souffle ou « bruissement » systolique siégeant à la partie moyenne du cœur. D'après le professeur Potain ce souffle s'entend au niveau de la partie interne du troisième espace intercostal gauche et de la quatrième côte. C'est un souffle systolique assez intense et assez rude, à localité haute, très constant, occupant tout le milieu de la région précordiale, mais avec une atténuation très rapide. On éprouve l'impression d'un souffle qui se produirait d'arrière en avant directement dans le conduit auditif ;

3° L'absence de cyanose.

Hâtons-nous de dire qu'une telle triade symptomatique est rarement au complet, surtout dans les cas particuliers qui nous occupent. D'autres anomalies viennent se surajouter à l'inocclusion du septum interventriculaire et donner ainsi à chaque malade un aspect clinique spécial qu'on ne saurait décrire dans un chapitre de diagnostic. Le symptôme que nous avons vu le plus fréquemment signaler est la cyanose précoce. Ajoutons comme signes fonctionnels la dyspnée et les palpitations. Ce sont les trois signes qui peuvent nous faire soupçonner les lésions qui forment la tétralogie de Fallot que nous avons vues associées dans certains cas de dextrocardie congénitale.

La communication interventriculaire.

Le rétrécissement de l'artère pulmonaire.

L'hypertrophie du ventricule droit.

La déviation à droite de l'aorte.

Quant à l'examen du cœur, les signes qu'il fournit sont trop variables pour qu'on puisse songer à poser un diagnostic précis de la variété de malformation devant laquelle on se trouve.

En résumé, le diagnostic de la dextrocardie soulève de graves difficultés. Après avoir déterminé d'une façon aussi exacte que possible la position du cœur la direction de son axe, on verra si le cœur est le seul organe ectopié et si l'on ne se trouve point en présence d'un cas d'hétérotaxie splanchnique totale.

Dans le cas contraire, l'examen des antécédents du malade sera rigoureusement fait. Si ces antécédents sont négatifs, on essaiera par les diverses méthodes que nous avons énumérées de trouver les traces d'anciennes affections pulmonaires. Les déformations thoraciques fourniront d'utiles renseignements. La radiographie, la radioscopie nous diront l'état du parenchyme pulmonaire.

Quand toutes ces recherches seront infructueuses, on pourra poser le diagnostic de dextrocardie congénitale :

1° Quand l'axe du cœur sera dirigé de haut en bas et de gauche à droite.

2° Quand la matité cardiaque sera mobile dans les diverses positions du malade.

3° Quand la cyanose, la dyspnée, les palpitations et certains signes physiques, tels qu'un souffle systolique rude, un frémissement cataire feront reconnaître la présence d'une malformation cardiaque.

CHAPITRE VI

PRONOSTIC

Au point de vue évolution on peut encore noter une différence entre la dextrocardie de cause pathologique et la dextrocardie congénitale, telle que les comptes rendus nécropsiques nous l'ont montrée.

Nous avons vu en effet dans la plupart des observations de dextroçardie acquise la façon insidieuse dont se découvre l'ectopie. Celle-ci au début se fait remarquer par son extrême tolérance. Les malades l'ignorent et le médecin n'a pas spécialement l'attention attirée sur elle. Il ne faudrait pourtant pas en dissimuler la gravité.

Souvent une affection intercurrente, telle que la grippe la pneumonie (obs. de Garnier, de Moutart-Martin) viennent faire succomber les malades. Ceux-ci en effet ne résistent guère à l'infection. Par suite de la péricardite concomitante, le cœur est géné dans son fonctionnement, bientôt il ne peut plus suffire à sa tâche, et la terminaison se trouve ainsi hâtée.

Il est d'autres cas où la mort survient par asystolie. Celle-ci peut se manifester par de petites attaques venant en série, et alors la mort est plus ou moins lente. Il en est d'autres (obs. de M. Granet), (obs. de M. Pic) où une seule attaque entraîne la mort à brève échéance. Le myocarde est alors atteint dans sa structure.

Signalons comme possible la mort par syncope avec accès angineux.

Dans les cas rares où l'origine congénitale de l'ectopie sera reconnue, les malformations cardiaques concomitantes feront porter un pronostic sévère. « Celles-ci sont telles, dit Granboom que le plus souvent la vie est impossible. On a pu remarquer en effet que les observations que nous citons (et nous croyons avoir réuni à peu près toutes les observations publiées) ont toutes trait à de jeunes sujets. La mort frappe des enfants de un mois, de six semaines (Brechet) de quinze ans (Granboom) une seule fois la vie se prolongea jusqu'à vingt ans.

Ce pronostic fatal, conséquence nécessaire de la malformation du cœur, serait intéressant à opposer, à celui de la dextrocardie congénitale, isolée, idéale, celle où le cœur existerait à droite comme dans les cas d'hétérotaxie splanchnique totale ; mais cette dextrocardie ainsi comprise n'est qu'une vue de l'esprit.

Il résulte de ces quelques considérations pratiques que la dextrocardie isolée, quelle que soit sa nature doit être considérée comme une ectopie à conséquences graves. Les sujets qui en sont porteurs sont voués à une issue fatale ,à plus ou moins longue échéance suivant les cas. Cette notion peut être utile dans certains cas d'expertise médico-légale, tels que l'admission dans un hospice d'incurables (cas de Pic communiqué à la Société des sciences médicales, séance du 23 juin 1897), l'aptitude à certaines fonctions publiques, ou une assurance sur la vie.

RÉSUMÉ

I. On appelle dextrocardie une anomalie caractérisée par la situation permanente du cœur dans un point du thorax, situé plus ou moins à droite relativement à la place normalement occupée par l'organe central de la circulation.

Il existe des variétés infinies de dextrocardie suivant le degré de l'écart entre la situation normale du cœur et sa situation dans le cas considéré. Mais on peut en pratique les réduire schématiquement à deux variétés : 1° Médiocardie (cœur en situation approximativement médiane), 2° dextrocardie proprement dite (cœur en majeure partie ou en presque totalité dans l'hémithorax droit).

II. La dextrocardie peut être seulement un des éléments de l'hétérotaxie splanchnique totale (inversion des viscères) *(situs viscerum inversus)* ou constituer à elle seule toute l'anomalie, les autres viscères étant à leur place normale. Ce sont ces derniers cas qui constituent la dextrocardie pure ou isolée qui, seule, fait partie de notre étude.

III. La dextrocardie pure ou isolée peut être congénitale ou acquise, mais dans l'immense majorité des cas, elle est acquise, et bien des observations publiées avec le diagnostic de dextrocardie congénitale avaient trait à des dextrocardies acquises.

IV. Les vues théoriques et actuellement classiques d'après lesquelles, dans la dextrocardie congénitale isolée, le cœur serait semblable à celui d'une inversion générale totale, c'est-à-dire serait le symétrique d'un cœur normal dans l'hémithorax droit (Spiegelbild) ne répondent pas à la réalité des faits.

En fait, le petit nombre d'observations avec autopsie actuellement connues, concourent à démontrer que dans ces cas, l'ectopie cardiaque coïncidait avec d'autres anomalies congénitales du cœur.

V. On ne doit donc pas diviser les dextrocardies en dextrocardies congénitales et acquises, mais en tératologiques et pathologiques; en d'autres termes on peut dire que toutes sont pathologiques : les unes ressortissent à la pathologie de la vie embryonnaire, les autres à la pathologie de la vie extra-utérine.

VI. La dextrocardie pathologique proprement dite est caractérisée par le déplacement du cœur à droite avec fixation définitive de l'organe dans sa nouvelle situation.

Ces dextrocardies peuvent avoir pour origine, une lésion soit de la plèvre gauche, soit de l'appareil pleuro-pulmonaire droit, soit du médiastin ou des organes qui y sont contenus.

Dans la plupart des cas, le refoulement du cœur en masse est la règle.

VII. Le diagnostic différentiel entre la dextrocardie acquise et la dextrocardie congénitale se basera sur-

BIBLIOGRAPHIE

ACCOLAS, Transposition du cœur à droite. (*Journal de médecine et de chirurgie pratique*, Paris, 1875).

ALEKSANDRO, *Med. Obozr. Mosk*, 1885.

ANSELMI, *Riv. veneta di. sc. med. Venezia*, 1888.

BARBIER, Un cas de dextrocardie dans le cours d'une sclérose pulmonaire tuberculeuse droite (Bulletin et Mémoires de la Société médicale des hôpitaux de Paris, 1900).

VON BAER, Entwicklungsgeschichte.

VON BAMBERGER, Lehrb. der Krankh. des Herzens, 1857.

— Wiener. med. Blatter, 1888.

BARD, Refoulement du cœur à droite et dextrocardie (*Lyon médical*, 1892-1893).

— De l'importance de la palpation du cœur. Données cliniques et signes nouveaux qu'elle fournit (*Lyon médical*, 1896).

— De la palpation large du cœur (*Lyon médical*, 1897).

— Du refoulement du cœur à droite dans les épanchements pleuraux (*Médecine moderne*, 24 mars 1897).

BAUMGARTEN, Gyögaszat, Budapest, 1890.

BÉCLARD, Bulletin de la Société philomatique, 1817.

BÉCLÈRE, Rayons de Röentgen et le diagnostic de la tuberculose (Actualités médicales, Paris 1897).

— Bulletin et mémoire de la Société médicale des hôpitaux de Paris, 16 et 25 juillet 1897.

BERNHEIM (S.), Association française pour l'avancement des Sciences, (C. r. in-8°, Paris 1900). Les ectopies cardiaques.

BERNHEIM et LAURENT, Traité de médecine et de thérapeutique.
BERWALD, Ein Fall von Dextrocardie (Berl. klin., Woch., XXIX, 1892).
BIENFAIT, Bulletin de la Société médicale de Reims, 1873-1876-1878.
BIANCHI, Sur les déplacements des organes pendant l'évolution d'un épanchement pleural libre (France moderne 5 février, 1897).
BONHEIN (Paul), Ueber Dextrocardia (Inaugural Dissertation, Kiel, août 1900).
BOSC, Bulletin de la Société anatomique de Paris, t. VI, Paris, 1829.
BOUCHARD, Comptes rendus de l'Académie des Sciences, 1897.
BOUILLAUD, Traité des maladies du cœur.
BOUILLY, Archives générales de médecine, Paris, 1876.
BOUNNARME, Contribution à l'étude du pneumothorax. De la transposition du cœur dans cette affection (thèse de Paris, 1876).
BOUVERET, Traité de l'empyème.
— Lyon médical, 1895.
BOYER, Archives générales de médecine, Paris, 1850.
BOY'D, Proc. Anat. Soc. Gr. Brit. Irland & London, 1893.
BRECHET, Archiv für patholog. Anatomie, 2864.
BURNS, Med. Rec. N.-Y., 1893.
CARRIÈRE, Des déplacements du cœur et des organes abdominaux dans les épanchements pleurétiques (Mémoire de Bordeaux, 1898.
— Presse médicale, 1898.
CASSAET, Archives cliniques de Bordeaux, 1895.
CHABRELY, Journal de médecine de Bordeaux, 1888.
CHALDE, British. med. Journal, London, 1892.
CODIVILLA (A.), Thèse de doctorat, Bologne, 1888.
COLAY, Lancet, London, 1823.
COLLINS, Med. Rec. N.-Y. 1893.
COMBY, L'empyème pulsatile.
COMBY, Traité des maladies de l'enfance, p. 598.

CONSTANTIN (Paul), Traité des maladies du cœur.

CRISPIANI, Le sperimentale, XVI, 1890.

CURRAN, Lancet, London, 1879.

DARESTE, Recherches sur la production artificielle des monstruosités ou essais de tératogénie expérimentale.

— Comptes rendus à l'Académie des Sciences, 8 octobre 1866.

— Mémoires de la Société de biologie, 1879.

DAVIES, Société royale de médecine et de chirurgie de Londres, 1891.

— Lancet, London, 1879.

DEBOVE et ACHARD, Manuel de médecine.

DEVIC, Province médicale, 1894.

DIEULAFOY, Manuel de pathologie interne.

MAC DONNEL, The Dublin Journal of medical science, mars 1884.

DUBLED, Archives générales de médecine, 1re série (VI p. 573, Paris, 1824).

M. DUVAL, Principaux processus tératologiques, p. 256 et s., (in Pathog. générale de Bouchard).

EICHBERG, Med. News, Philadelphia, 1884.

EICHHORST, Traité de diagnostic médical, traduction française, 1890.

FALEK, Ein Fall von dextrocardie, Greifswald, 1877.

FERNET, Du déplacement réel et apparent du cœur dans les épanchements pleuraux (Bulletin de la Société clinique de Paris).

— Dextrocardie sans inversion de viscères (Société médicale des Hôpitaux de Paris, 11 décembre 1896).

FITZGERALDT et EVERETT, Displacement of the heart.. .. (British med. Journal, London, 1900).

FOL et VARYNSKI, Recherches expérimentales sur la cause de quelques monstruosités (Recueil zoologique suisse, t. I, n° 1, 7 novembre 1883).

FÖRSTER, Misbildungen d. Menschen, 1861.

FOWELL, Notes sur le déplacement du cœur (British med. Journal, 1869.)

Friedreich, Traité des maladies du cœur.

Frommer, Fest medical chirurgical (Presse Budapest, 1900, XXXVI, 985-989).

Gaillard, Monographie du pneumothorax, 1893.

Garnier, Presse médicale, 1899.

Geoffroy-Saint-Hilaire, Traité de Tératologie, t. I, p. 461.

Gérard, Un cas de dextrocardie (Lancet, avril 1896).

Gintrac, Journal de médecine de Bordeaux, 2843.

Grasset, Un cas d'ectopie apparente du cœur (Leçons de clinique médicale, 1891, p. 721).

Granboom, Ein Fale von Dextrocardie (Zeitschrift für klin. Medizin, XVIII, 1898).

Grummach, Berl. klin. Woch., XXVII, 1890.

Grunfeld, Prager med. Blätter, 1888.

Grüss, Wiener med. Blätter, 1888.

Guinard (L.), Précis de Tératologie.

Guttmann, Traité du diagnostic des maladies des organes thoraciques et abdominaux, trad. Hahn, Paris, 1877.

Hadden, Lancet, London, 1890.

Hand, Med. News, Philad., 1892.

Henrord (C.), Un cas d'inversion du cœur (Arch. med. Belges. Bruxelles, 1900).

Johnson, Med. Rec. New-York, 1892.

Juches, Marit. med. news. Halifax, 1891.

Krieger, Dissertation. Berlin, 1880.

Kundrat, Wiener medicinische Blätter, 1888.

Kusmaul, Berlin. klin. Wochens., 1875.

Laennec, Traité de l'auscultation.

Lafferт, Die Verdrängung der Organe bei Pleuritis exsudativa (Th. Würzbürg, 1884).

Laveran et Teissier, Nouveaux éléments de pathologie médicale.

Leclerc, Refoulements du cœur à droite dans les épanchements pleuraux du côté gauche (Lyon médical, 1899).

Lépine, Un cas de dextrocardie (Lyon médical, 1899).

Lestage, thèse de Bordeaux, 1895.

Lévêque, Progrès médical. Paris, 1884.

Leymaric, thèse de Lyon, 1893-94.

Littlezohn, M. J., Édimburg, 1888-89.

Lochte, Schmidts Iahrbücher, 1895.

Louis, thèse de Lyon, 1902. (Etude clinique sur les adhérences pleurales).

Loventhal, Ueber angeborene dextrocardia ohne situs viscerum inversus ; Fehlen der Arteria pulmonalis mit Ductus Botalli als arterialis, Gefaes Zücke im Septum ventriculorum kleiner linker ventrikel (Zeitschrift f. klin. Med. Berlin, 1906, XLI, 130-136).

Maclenam, Dextrocardie sans déplacement des autres viscères (British medical Journal, 1896)

Marchal, Ectopie du cœur (Gazette des hôpitaux. Paris, 1850.)

Marie (Pierre), Leçons de clinique médicale. Paris, Hôtel-Dieu, 1894-1895).

Martin, Bulletin de la Société anatomique de Paris. Paris, 1826.

Martinotti, Annal. univ. di med. e chirurg. Milano, 1888.

Meckel, Archiv für Anatomie und Physiologie, 1827.

Merklen, Examen et Séméiologie du cœur (Encyclopédie Leauté, 1893).

Michel, Med. Rec. New-York, 1888.

Monastirsky, Ejened klin. Gaz. Saint-Petersburg, 1883.

Monneret et Fleury, Arti-hydrothorax du compendium de médecine pratique, 1842.

Mosler, Deutsche medicinische Wochenschrift, 1866.

Moutard-Martin, Bulletin et mémoire de la Société médicale des Hôpitaux de Paris, 15 janvier 1897.

Netter, Traité de médecine de Charcot-Bouchard, 1897.

Niemeyer, Éléments de pathologie interne, traduction française (Culman et Sengel).

Nietel, Deutsche med. Wochenschrift, 1890.

Oppolzer, Verlesungen uber Speci, Path. med. Thérap, 1866.

Otto, Lerbuch der pathologischen Anatomie, t. I, p. 175.

Paschelles et Palteuf, Société Império-royale de Vienne, 18 juin, 1897.

— Semaine médicale 1897, p.252.

Petit (André), et Ravaut, Société médicale des Hôpitaux, 4 mars 1898.

Petit (H.), Bull. et mém. de la Société médicale des hôpitaux de Paris, 16 juillet 1897.

Peyrot, thèse de Paris, 1876. Étude expérimentale et clinique sur la pleurotomie.

Pic et Varay, Recherches sur la percussion du cœur avec dépression latérale (Province médicale, 1899.)

Pic, Province médicale, 1897, p. 308-309.

— Ibidem, 1900, p. 526.

Pitres, Sur les signes physiques des épanchements pleuraux et en particulier sur les déplacements du cœur (Archives cliniques de Bordeaux, 1895).

Princeteau, thèse d'agrégation Anatomie, 1886.

Puech, Gaz. obst., Paris, 1887.

Raynaud, Cœur (Nouveau dictionnaire de médecine et de chirurgie).

Richter, Berliner klinische Wochenschrift, 1864.

Rindfleisch, Centralblatt für Med Wissenschafft, 1884.

Sallé, Des déplacements du cœur dans les pleurésies gauches, thèse, Paris, 1899.

Seechi, Berlin. klin. Woch., 1873.

Sée (G.). Maladies simples du poumon.

Serres, Recherches d'anatomie transcendante et pathologique (Mémoire de l'Académie des sciences, 1832).

Schott, Therapeutische Monatshefte, 1891.

Schrötter, Berliner klinische Wochenschrift, 1887. Angeborene Dextrocardia.

Signeux, les Rayons de Rœntgen et les déplacements du cœur à droite dans les grands épanchements de la plèvre gauche (thèse de Paris, 1898).

Stefannin, Ann. univ. di med. e chirurg., Milano, 1884.

Stendener, Deutsche med. Woch., 1870.

STEINER, Dissert., Berlin, 1896.

STOKES, Traité des maladies du cœur et de l'aorte. Traduc. Sénac, Paris, 1864.

TACZAK, Dissertation Greifswald, 1893.

TARNIER, Ectopie cardiaque (Bulletin Acad. de méd. de Paris, 1883).

TOURNEUX, Précis d'embryologie.

TRIPIER et DEVIC, Article Cœur et Vaisseaux in Pathologie générale de Bouchard, t. IV.

TYNIRSKI, Med. obozr. Mosk., 1889.

VALLEIX, Bulletin de la Société anatomique de Paris, 1834.

VEDANI, Appunti sopra un caso di dextrocardia... (Corriere di med. e Parm., Milano, 1900).

VESEMAYER, Dissertation, Berlin, 1896.

VINTRICH, Krankh, der Pleura in Virchow's spec. Path. und Therapeutic.

WEILL, Traité clinique des maladies du cœur chez les enfants.

WEHN, Dissertation. Wurzburg, 1882.

WEST, Sur le déplacement du cœur. (Gazette méd. de Strasbourg, 1853).

WOILLEZ, Traité de percussion et d'auscultation.

WIETFELD, Berl. klin. Woch. 1879.

WINSLOW, Mém. de l'Acad. des Sciences, 1733.

TABLE DES MATIÈRES

Lyon. — Imp. A. REY, 4, rue Gentil. — 28513

tout sur la situation des autres viscères; la constatation des autres viscères en leur situation normale constitue une forte présomption en faveur d'une dextrocardie acquise, la dextrocardie isolée ou congénitale étant une exception infinie. En tout cas, on n'admettra comme probable l'origine congénitale qu'après une étude soignée des commémoratifs et un examen attentif de tous les organes dont la lésion serait susceptible d'avoir amené soit un refoulement, soit l'attraction du cœur à droite.

Enfin, l'examen du cœur lui-même sera indispensable, parce qu'il permettra, soit de déterminer par la palpation la direction de l'axe du cœur, soit de fixer par la percussion et, en particulier, par la percussion avec dépression latérale (Pic et Varay, *Province médicale*, 1899) (Veyrat, thèse de Lyon, 1899), la matité précordiale. La situation de cette matité peut, dans certains cas, renseigner sur la situation du cœur et la position de son axe; mais surtout la constatation de l'immobilité, malgré les changements d'attitude des limites de cette zone mate, sera un signe de présomption de premier ordre en faveur de la nature acquise de cette dextrocardie (Pic).

Dans ces dernières années, l'application des rayons X est venue, dans plusieurs cas, faciliter le diagnostic par la radiographie ou la radioscopie, soit directement en précisant la situation du cœur dans le thorax, soit indirectement, en donnant des indications sur les lésions des organes voisins.

VIII. De cette notion, que toutes les dextrocardies isolées sont, en somme, pathologiques, résulte cette conclusion clinique, que leur existence est incompatible avec le fonctionnement régulier du cœur. De fait, dans la majorité des cas de dextrocardie tératologique, la survie après la naissance ou ne s'est pas produite, ou a été de courte durée. Dans les dextrocardies pathologiques, la tolérance n'a jamais duré longtemps, et l'asystolie est, en général, venue terminer la scène.

En pratique, cette notion du pronostic réservé est d'importance capitale, qu'il s'agisse du pronostic médical proprement dit, ou de l'application de ce pronostic à divers cas d'expertise médico-légale, tels que : l'admission dans un hospice d'incurables, l'examen au point de vue d'une assurance sur la vie ou de l'aptitude physique au service militaire, et à diverses professions.

CONCLUSIONS

I. La dextrocardie peut être associée à l'hétérotaxie splanchnique totale ou exister isolément : dextrocardie pure ou mieux dextrocardie isolée.

II. La dextrocardie isolée est congénitale ou acquise.

III. La dextrocardie isolée et congénitale est exceptionnelle, eu égard à la dextrocardie acquise. Elle est toujours associée à d'autres malformations cardiaques d'ordre tératologique et jamais elle n'est constituée par la simple situation du cœur en un lieu symétrique de son lieu normal.

IV. La dextrocardie acquise est consécutive à des lésions, soit de la plèvre gauche, soit de l'appareil pleuro-pulmonaire droit, soit du médiastin, qui agissent, en général, sur le cœur, en masse, pour le refouler, ou pour l'attirer à droite et aussi pour le maintenir fixé dans cette situation anormale.

Le diagnostic de la dextrocardie résulte indirectement de l'examen des organes voisins et directement de l'étude du cœur. (Direction de son axe, immobilité de la matité précordiale, examen radioscopique et radiographique.)

V. De la notion de la nature acquise de la dextrocardie résulte un pronostic très réservé. La dextrocardie d'ordre tératologique est incompatible à une survie de quelque durée, et la dextrocardie acquise aboutit plus ou moins rapidement à l'asystolie terminale.